Evidenzbasierte Pflege der Säuglingshaut

Handbuch für die Hebammenpraxis

Claudia Dachs
Ulla Busmann
Hans F. Merk

23 Abbildungen

Georg Thieme Verlag
Stuttgart · New York

Bibliografische Information
der Deutschen Nationalbibliothek

Die Deutsche Nationalbibliothek verzeichnet diese Publikation in der Deutschen Nationalbibliografie; detaillierte bibliografische Daten sind im Internet über http://dnb.d-nb.de abrufbar.

Publikation mit freundlicher Unterstützung von Penaten®, einer Marke der Johnson & Johnson GmbH.

Diese Publikation entspricht den Bestimmungen des WHO-Kodexes. Geprüft von der WHO/UNICEF-Initiative „Babyfreundlich" e. V.

Wichtiger Hinweis: Wie jede Wissenschaft ist die Medizin ständigen Entwicklungen unterworfen. Forschung und klinische Erfahrung erweitern unsere Erkenntnisse, insbesondere was Behandlung und medikamentöse Therapie anbelangt. Soweit in diesem Werk eine Dosierung oder eine Applikation erwähnt wird, darf der Leser zwar darauf vertrauen, dass Autoren, Herausgeber und Verlag große Sorgfalt darauf verwandt haben, dass diese Angabe **dem Wissensstand bei Fertigstellung des Werkes** entspricht.

Für Angaben über Dosierungsanweisungen und Applikationsformen kann vom Verlag jedoch keine Gewähr übernommen werden. **Jeder Benutzer ist angehalten,** durch sorgfältige Prüfung der Beipackzettel der verwendeten Präparate und gegebenenfalls nach Konsultation eines Spezialisten festzustellen, ob die dort gegebene Empfehlung für Dosierungen oder die Beachtung von Kontraindikationen gegenüber der Angabe in diesem Buch abweicht. Eine solche Prüfung ist besonders wichtig bei selten verwendeten Präparaten oder solchen, die neu auf den Markt gebracht worden sind. **Jede Dosierung oder Applikation erfolgt auf eigene Gefahr des Benutzers.** Autoren und Verlag appellieren an jeden Benutzer, ihm etwa auffallende Ungenauigkeiten dem Verlag mitzuteilen.

© 2016 Georg Thieme Verlag KG
Rüdigerstraße 14
70469 Stuttgart
Deutschland
Unsere Homepage: www.thieme.de

Printed in Germany

Zeichnungen: Johnson & Johnson GmbH,
S. 8, 27 iStockphoto Alex Luengo
Umschlaggestaltung: Thieme Verlagsgruppe/
shutterstock Mita Stock Images
Satz: Ziegler + Müller, Kirchentellinsfurt
Druck: AZ Druck und Datentechnik GmbH, Kempten

ISBN 978-3-13-240352-9

Vorwort

Zum Thema Babypflege gibt es unzählige Meinungen. Neben der Geburtsbegleitung und der klinischen und häuslichen Wochenbettbetreuung wünschen sich besonders frischgebackene Eltern von der Hebamme Ratschläge zur Pflege ihres Babys. Zusätzlich sehen sie sich oft mit unterschiedlichsten Empfehlungen aus den Medien und dem privaten Umfeld konfrontiert. Dies kann zuweilen zu verwirrenden, widersprüchlichen Informationen führen. Die Hebamme ist dann häufig die wichtigste Ansprechpartnerin, die mit fundiertem Wissen Klarheit schaffen kann. Für eine erfolgreiche Beratung bilden wissenschaftliches Hintergrundwissen und eine darauf basierende Argumentation die beste Grundlage.

Zu diesem Zweck haben wir auf den folgenden Seiten wichtige wissenschaftliche Erkenntnisse aus der Babypflege für Sie zusammengestellt. Zusätzlich bieten wir eine Einführung in die Arbeitsweisen wissenschaftlicher Forschung und deren Hintergründe. Verglichen mit anderen (Pflege-)Forschungsgebieten liegt für die Babypflege eine geringere Anzahl an Studien vor. Wir haben in diesem Handbuch die wichtigsten und aktuellsten Erkenntnisse zusammengetragen. Alle hier berücksichtigten Informationen basieren auf den Ergebnissen unabhängiger wissenschaftlicher Studien und sind somit nachvollziehbar und wiederholbar.

Bestimmte Substanzen, besonders aus dem Bereich des tradierten und Erfahrungswissens, konnten in diesem Handbuch keine Berücksichtigung finden, da es hierzu noch keine oder nur sehr geringe wissenschaftlich belegte Aussagen gibt. Gründe dafür liegen zum einen in der individuell schwankenden Qualität natürlicher Substanzen. Zum anderen können ethische und rechtliche Gründe einer Erforschung entgegenstehen.

Wir freuen uns, wenn wir Ihnen mit diesem Handbuch Unterstützung für Ihre Ausbildung und Ihren Beratungsalltag in der Hautpflege von Neugeborenen und Säuglingen bieten können, und wünschen eine interessante Lektüre.

Stuttgart, März 2016

Claudia Dachs
Ulla Busmann
Prof. Dr. Hans F. Merk

Die Autoren

Dachs, Claudia E., M.A. Hebamme
Ostendstr. 1, 86507 Kleinaitingen

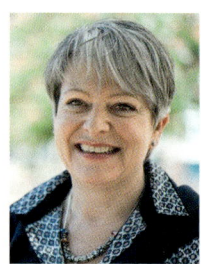

Busmann, Ulla, Diplom-Pflegepädagogin (FH)
u.busmann@kks-essen.de

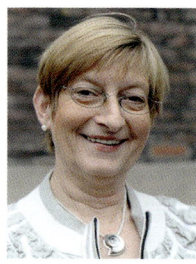

Merk, Hans, Prof. Dr., Dermatologe
hans.merk@post.rwth-aachen.de

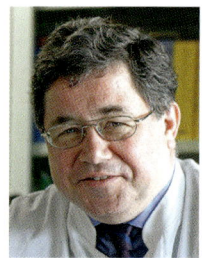

Inhalt

1 Einführung: wissenschaftliche Studien

Ohne Forschung kein Fortschritt: In der Medizin wie in der Hebammenwissenschaft ist das unbestritten. Aber was macht seriöse Forschung aus? Welchen Studien kann man wirklich vertrauen? Ein Blick in die Geschichte zeigt, dass auch verbreitete Empfehlungen immer wieder infrage gestellt wurden, sei es um sie zu bestätigen, zu aktualisieren oder zu revidieren. Diese Einführung beleuchtet kurz und knapp die für das Gebiet der Säuglingshautpflege relevanten Grundlagen moderner, evidenzbasierter Wissenschaft. Außerdem bietet sie praktische Hilfestellungen, wissenschaftliche Studien zu lesen und zu verstehen.

1.1 Erfahrung und Wissenschaft

Erfahrungswerte entstehen in erster Linie durch Beobachtung. Diese im Laufe des Lebens gewonnenen Erkenntnisse dienen der Orientierung. Doch um einzuschätzen, wie zuverlässig diese persönlichen Erkenntnisse auf alle Anwendungsfälle zu übertragen sind, bedarf es objektiver Bestätigung. Besonders wichtig ist dies dort, wo Entscheidungen andere Personen betreffen. Gerade in diesen Fällen sollte bewiesen sein, dass ergriffene Maßnahmen auf verschiedene Situationen übertragbar sind und objektiven Ergebnissen folgen.

1.1.1 Erfahrungswerte und → *Evidenz*

Lange Zeit gründeten Pflegerituale fast ausschließlich auf Traditionen, Ideologien – und Mythen. Bis heute gibt es viele Tipps rund um die Säuglingspflege, die auf Überzeugungen und nicht auf wissenschaftlichen Erkenntnissen basieren. Dazu gehören Aussagen wie „Gesunde Haut hilft sich selbst" oder „Säuglingshaut ist gleichwertig zu Erwachsenenhaut".

Aber halten solche Behauptungen auch systematischen Untersuchungen stand? Und wie müssen Studien gestaltet sein, um wirklich verlässliche Ergebnisse zu liefern? Diesen Fragen widmet sich die empirische Forschung. Diese wissenschaftliche Methodik sammelt systematisiert Informationen durch standardisierte Beobachtungen und Messungen. Der subjektiven, individuellen Perspektive setzt dieses Konzept die objektive, wissenschaftliche Forschung entgegen.

Aufeinander aufbauend sind dabei folgende Gütekriterien bestimmend:

→ **Objektivität:** Ergebnisse dürfen von den Untersuchungsleitenden nicht beeinflusst werden. Bei Durchführung und Interpretation von Ergebnissen müssen unterschiedliche Durchführende zu den gleichen Ergebnissen kommen. Individuelle Deutungen dürfen die Interpretation von Ergebnissen nicht beeinflussen.

→ **Reliabilität:** Messmethoden müssen verlässlich sein und an den gleichen Objekten unter gleichen Bedingungen immer die gleichen Ergebnisse liefern. Untersuchungen sind zu dokumentieren, um unter den gleichen kontrollierten Bedingungen wiederholbar zu sein.

→ **Validität:** Die Gültigkeit von Messmethoden wird danach bewertet, ob bzw. mit welcher Genauigkeit die zu untersuchenden Aspekte erfasst werden. Die Eignung einer Messmethode für die Fragestellung muss gewährleistet werden.

Die auf Basis dieser Gütekriterien gewonnene → **Evidenz** (engl. „evidence" = Beweis, Beleg) bietet große Vorteile gegenüber der rein erfahrungsgestützten Beobachtung, sowohl bei der Nutzung als auch bei der Verbreitung verlässlicher Informationen.

1.1.2 Zielsetzung wissenschaftlicher Forschung

Generelles Ziel wissenschaftlicher Forschung ist es, Sachverhalte objektiv zu erforschen. Manchmal geht es darum, überlieferte Erfahrungswerte zu überprüfen. Manchmal werden verschiedene Substanzen oder Vorgehensweisen verglichen. In diesen Fällen kann eine Studie Überlegenheit, Unterlegenheit, Gleichwertigkeit oder Nichtunterlegenheit nachweisen. Ziel kann es auch sein, evidenzbasierte Standards zu entwickeln. Das sind Empfehlungen, die aufgrund ihres wissenschaftlichen Fundaments auch auf längere Sicht Bestand haben.

Wann gibt es einen Bedarf für wissenschaftliche Forschung?
- Beurteilung neuer Entwicklungen
- unterschiedliche Ansichten
- unterschiedliche Erfahrungen
- Zweifel an traditionellem „Das haben wir schon immer so gemacht …"
- reine Neugier
- Überprüfen bisheriger wissenschaftlicher Erkenntnisse

> **Fragestellung**
> Ausgangspunkt ist immer eine Frage oder ein Problem. So können potenzielle Fragestellungen zum Beispiel lauten: „Ist die Beschaffenheit von X so, wie wir glauben?" oder:
> - „Wirkt X besser/schlechter als Y?"
> - „Welchen Einfluss hat die Anwendung von X auf Y?"
> - „In welchen Aspekten ist X gleichwertig zu Y?"
> - „Schadet/Nützt X, schadet/nützt X nicht?"

Aus der Art der Fragestellung lassen sich die Forschungsrichtung und die Art der Studie ableiten. Für verschiedene Fragestellungen bieten sich unterschiedliche Forschungsrichtungen und Studienarten an. Auch hat die Fragestellung Einfluss auf das Studiendesign.

1.1.3 Arten wissenschaftlicher Forschung

In Bezug auf die Säuglingspflege lassen sich zunächst zwei grundsätzliche Forschungsrichtungen unterscheiden. Während die Grundlagenforschung der Gewinnung oder Erweiterung elementarer wissenschaftlicher Erkenntnisse dient, zum Beispiel über die Beschaffenheit der menschlichen Haut, geht es in der angewandten Forschung immer um einen konkreten Fall: etwa die Anwendung einer Substanz oder die Lösung eines praktischen Problems. Die Frage lautet dann etwa: Wie wirken bestimmte Pflegeroutinen auf die Haut?

Arten von Studien

Studien lassen sich nach zwei grundlegenden Eigenschaften differenzieren: Beobachtung und Intervention.

Beobachtungsstudien untersuchen die Auswirkungen bestimmter Faktoren auf gesundheitliche Merkmale von Studienteilnehmern, ohne dass eine Einflussnahme stattfindet. Forschungsdaten werden durch Untersuchung und Messung bestimmter Parameter und/oder auch nur durch Befragung erhoben. Die Auswertung kann entweder deskriptiv sein und eine Sachlage qualitativ/quantitativ beschreiben oder analytisch. In der analytischen Auswertung werden erhobene Daten miteinander in Zusammenhang gebracht, um Antworten auf eine zugrunde liegende Fragestellung zu gewinnen. Das Risiko bei analytischen Beobachtungsstudien liegt in möglichen fehlerhaften Zusammenhängen, die zwischen den erhobenen Daten hergestellt werden können. Eine Kausalität kann nicht immer zwingend belegt werden.

Beobachtungsstudien können sowohl retrospektiv als auch prospektiv sein.

> **Perspektive**
> **Retrospektiv:** rückblickend. Prüfung, ob definierte Parameter in der Vergangenheit Einfluss auf einen gegenwärtigen Zustand haben.
> **Prospektiv:** vorausschauend. Anhand definierter, zukünftiger Messpunkte wird die Reaktion auf ein in der Gegenwart ausgelöstes Ereignis untersucht.

Interventionsstudien oder auch experimentelle Studien gehen zielgerichteter auf den Zusammenhang von Ursache und Wirkung ein. Untersucht werden die Auswirkungen definierter, kontrollierter Einflussnahmen (Interventionen).

Entsprechend sind Interventionsstudien immer prospektiv. Der Beobachtungszeitraum reicht vom Studienbeginn bis zu einem definierten Punkt in der Zukunft.

1.1.4 → *Evidenzgrad*

Die → *Evidenz* einer Aussage wird nach der Qualität der zugrunde liegenden wissenschaftlichen Forschung eingestuft. Ein bekanntes Einstufungsmodell ist das Klassifikationssystem des Centre for Evidence-Based Medicine in Oxford (Abb. **1.1**).

Einen wichtigen Einfluss auf die Qualität und somit den → *Evidenzgrad* einer Studie haben die Maßnahmen, die zur Vermeidung einer möglichen Datenverfälschung getroffen werden. Risiken für Datenverfälschung können zum Beispiel in einer möglichen Beeinflussung des Ergebnisses durch eine unausgewogene oder zu geringe Auswahl von → *Probanden* oder einer subjektiven Bewertung von Messergebnissen liegen. Gute Forschung vermeidet solche Fehlerquellen schon im Studiendesign.

→ *Randomisierung* von → *Probandengruppen*

Vergleichsgruppen werden nach Zufallskriterien zusammengestellt. Es sollte hinsichtlich Gesundheitszustand, Alter, Geschlecht oder sonstiger individueller Bedingungen keine statistisch signifikanten Unterschiede zwischen beiden Gruppen geben.

Vergleich gegen Kontrollgruppe

Eine Studie wird als (placebo-)kontrolliert bezeichnet, wenn von zwei oder mehr Vergleichsgruppen eine Gruppe eine Substanz oder Behandlung ohne Wirkstoff (Placebo) erhält. Gegen diese Kontrollgruppe können dann die Ergebnisse der Interventionsgruppen verglichen werden.

Somit lassen sich schon aus der Bezeichnung „randomisierte, kontrollierte Studie" (RCT, Randomised Controlled Trial) Rückschlüsse auf den → *Evidenzgrad* einer Studie ziehen.

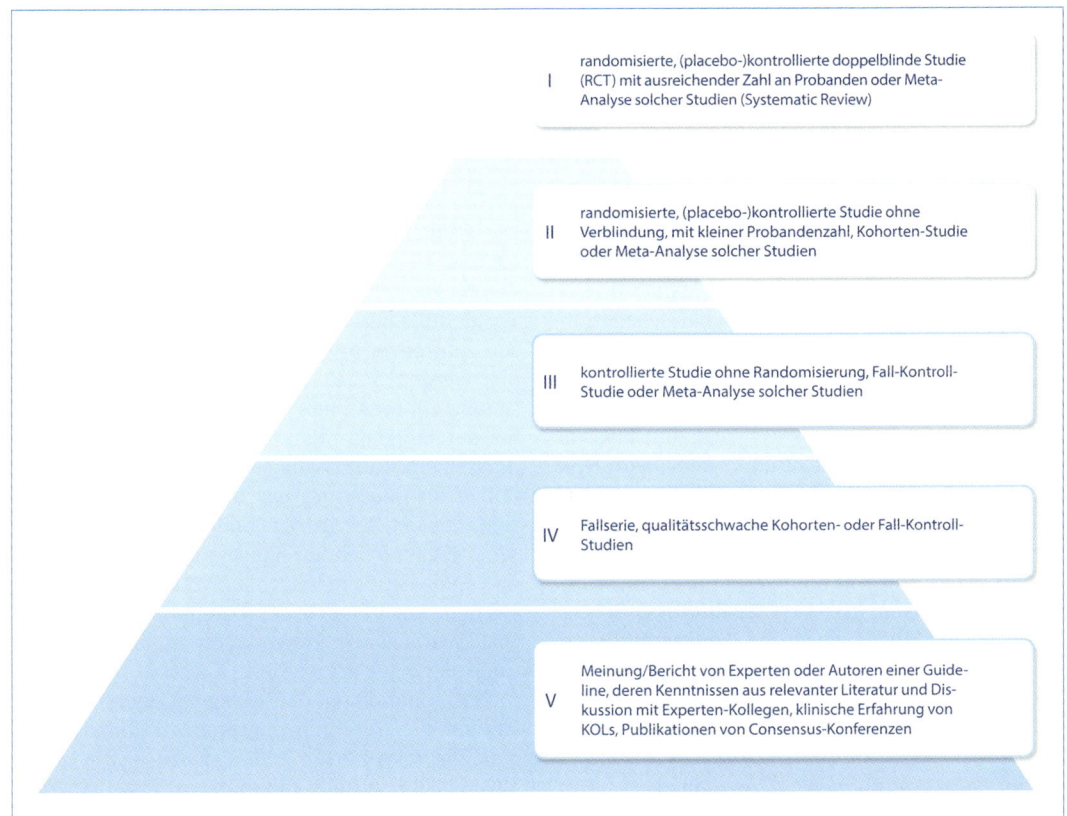

I	randomisierte, (placebo-)kontrollierte doppelblinde Studie (RCT) mit ausreichender Zahl an Probanden oder Meta-Analyse solcher Studien (Systematic Review)
II	randomisierte, (placebo-)kontrollierte Studie ohne Verblindung, mit kleiner Probandenzahl, Kohorten-Studie oder Meta-Analyse solcher Studien
III	kontrollierte Studie ohne Randomisierung, Fall-Kontroll-Studie oder Meta-Analyse solcher Studien
IV	Fallserie, qualitätsschwache Kohorten- oder Fall-Kontroll-Studien
V	Meinung/Bericht von Experten oder Autoren einer Guideline, deren Kenntnissen aus relevanter Literatur und Diskussion mit Experten-Kollegen, klinische Erfahrung von KOLs, Publikationen von Consensus-Konferenzen

Abb. 1.**1** Nach Klassifikationssystem „OCEBM Levels of Evidence", Centre for Evidence-Based Medicine, Oxford.

→ *Verblindung*

Um höchstmögliche → *Objektivität* zu erlangen, kann eine Studie in mehreren Stufen verblindet werden. Um zum Beispiel den Placebo-Effekt zu vermeiden, erfahren → *Probanden* in medizinischen Studien häufig nicht, ob sie ein wirksames Medikament oder nur ein Ersatzpräparat erhalten – eine einfache → *Verblindung*. Wenn auch die durchführende Forschungsperson nicht weiß, ob sie ein wirksames Medikament oder ein Placebo verabreicht, spricht man von einer → *doppelblinden Studie*. Bei Studien zu Behandlungsmaßnahmen lässt sich diese → *Verblindung* jedoch nicht umsetzen. Hier besteht die Möglichkeit, den Statistiker anhand einer Verschlüsselung gegenüber der Behandlungsart der → *Probanden* zu verblinden.

Ein hoher Grad an Evidenz wird ebenfalls bei der Durchführung von Metaanalysen erreicht. In diesen werden Ergebnisse ähnlicher Studien analysiert und zusammengefasst, um eine größere Datensicherheit zu erlangen.

Je nach Problemstellung oder auch dem aktuellen Stand des Wissens und der Technik kann nur ein entsprechendes Maß an → *Evidenz* erreicht werden.

1.1.5   Von der Idee zur Publikation

Von der Idee bis zur Publikation einer Studie ist es ein langer Weg. Ein für alle gültiger, standardisierter Ablauf garantiert, dass wissenschaftliche Studien sich von anderen Forschern wiederholen und damit überprüfen lassen.

Die Initiative für eine Studie geht entweder von einem durchführenden Institut aus, zum Beispiel von einer Klinik (prüferinitiiert) oder wird von einem Unternehmen angeregt (firmeninitiiert). Nach der Phase der Initiierung unterliegt eine seriöse Studie ausschließlich der Verantwortung und Kontrolle des durchführenden Instituts. Ein kommerzieller Initiator hat keinerlei Einflussmöglichkeiten auf die Studie, weder auf die Durchführung noch auf die Interpretation der Ergebnisse und auch nicht auf die Veröffentlichung.

Statistische Aussagekraft durch Signifikanz

Statistische Signifikanz bedeutet, dass ein zwischen zwei Studiengruppen gemessener Unterschied oder Zusammenhang nicht zufällig auftritt und somit auch für die Grundgesamtheit gilt – also zum Beispiel für „alle gesunden, reifen Neugeborenen".

Da für eine Studie, zum Beispiel zu gesunden reifen Neugeborenen, nur eine (in Anbetracht aller Neugeborenen) kleine Stichprobe untersucht werden kann, muss bei der Auswertung von Messergebnissen immer die Irrtumswahrscheinlichkeit miteinbezogen werden. Diese wird mit dem Kürzel „p" (probability) bezeichnet. Je geringer der p-Wert, desto höher ist die statistische Bedeutung eines Ergebnisses. Als Konsens der Forschung gilt: Ein Befund ist dann ausreichend abgesichert (signifikant), wenn der p-Wert unter 5 Prozent liegt ($p < 0,05$). Dies bedeutet, dass ein gemessenes Ergebnis in weniger als 5 Prozent aller Fälle zufällig auftreten würde. Ab $p < 0,01$ gilt ein Ergebnis als sehr signifikant und ab $p < 0,001$ als höchst signifikant.

Signifikanz ist allerdings ein rein statistischer Begriff und nicht mit (klinischer) Relevanz gleichzusetzen. Ob ein Unterschied zwischen zwei Methoden klinisch, also für die Praxis relevant ist, hängt vom jeweiligen Fach- und Einsatzgebiet ab beziehungsweise dem Ausmaß, in dem sich der untersuchte Parameter verändert hat. Hier hilft die Statistik allein nicht weiter.

Die Studienplanung ist streng reglementiert. Sie umfasst die Kommunikation mit relevanten Behörden bis zur Information aller Kooperationspartner. Vor dem Beginn der eigentlichen Forschung müssen zahlreiche organisatorische Vorarbeiten erledigt werden. Sobald eine klinische Studie die Forschung am Menschen beinhaltet, muss ein Antrag bei der Ethikkommission gestellt werden. Hierzu müssen eine Kurzfassung der Studie sowie eine detaillierte Erläuterung des Studiendesigns erstellt sein. Aus der Rekrutierung der → *Probanden* müssen entsprechende Einverständniserklärungen und Informationen über die Probanden vorgelegt werden. Auch Fragen des Datenschutzes und des Qualitätsmanagements müssen in der Vorbereitungsphase geklärt werden.

Nach Einholung der nötigen Genehmigungen beginnt die Durchführungsphase: Prüfärzte nehmen die rekrutierten → *Probanden* in die Studie auf und vermitteln die nötigen Informationen. Dann beginnt die Behandlung der Probandengruppen nach dem im Studiendesign festgelegten Protokoll. Besonders wichtig ist die sorgfältige Dokumentation der erfassten Daten.

Liegen die Daten schließlich vor, beginnt die Auswertung und statistische Einordnung. Die Ergebnisse werden im Hinblick auf die Fragestellung beziehungsweise die primären und sekundären Endpunkte (Messgrößen) interpretiert. Aufgrund der Ergebnisse wird eine Schlussfolgerung erstellt.

Die Urheber der Studie fassen die Ergebnisse ihrer Arbeit schriftlich zusammen und reichen das Manuskript bei einem Fachjournal zur Publikation ein. Vor der Veröffentlichung wird die Studie zunächst von unabhängigen, den Autoren unbekannten Experten auf Richtigkeit und Aktualität geprüft und beurteilt (Peer Review). Kommentare und Rückfragen aus dieser Prüfung gehen an die Autoren der Studie zurück. Diese haben dann Gelegenheit, die Publikation entsprechend zu überarbeiten. Es kann passieren, dass eine Studie komplett abgelehnt wird, wenn sie den wissenschaftlichen Ansprüchen nicht genügt. Hält die Studie den strengen Anforderungen der Reviewer stand, steht einer Veröffentlichung nichts mehr im Wege. Von der Einreichung bis zur Veröffentlichung können viele Monate bis zu einigen Jahren vergehen.

1.1.6   Rahmenbedingungen und allgemein anerkannte Regeln

Die Möglichkeiten der Wissenschaft hängen immer vom aktuellen Stand des Wissens und der Technik ab. Aber auch finanzielle Spielräume und ethische Regeln bestimmen die Grenzen der Forschung.

Bei jeder Interventionsstudie muss einwandfrei dargelegt werden, dass die Unversehrtheit sowie die Persönlichkeits- und Eigentumsrechte menschlicher → **Probanden** gewahrt werden. Die Zulässigkeit geplanter Studien unter diesen und weiteren Aspekten wird durch die Ethikkommission geprüft und genehmigt.

Auch der finanzielle Rahmen wissenschaftlicher Forschung muss gesichert sein. Institute finanzieren ihre Arbeit häufig über einen Mix aus staatlichen Mitteln, Stiftungsmitteln und Spenden. Einen nicht unerheblichen Beitrag leisten auch die Unternehmen der Wirtschaft. Der Schwerpunkt dieses Engagements liegt vor allem auf der angewandten Forschung. An Erkenntnissen über Wirkungsweise beziehungsweise Unbedenklichkeit neuer Produkte sind in der Hauptsache die Hersteller interessiert. Und letztendlich gilt, dass Forschung nur dort Mittel findet, wo Interesse besteht.

Unabhängig von den Rahmenbedingungen gelten für alle klinischen Studien einheitliche Regularien:

Alle Ergebnisse
- **müssen veröffentlicht werden (verpflichtend für öffentliche Institutionen)**
- **werden vor Veröffentlichung einem Peer Review (Kreuzgutachten) unterzogen**
- **müssen jederzeit nachprüfbar, nachvollziehbar und somit verifizierbar/falsifizierbar sein**
- **können allgemein genutzt und zitiert werden**
- **können als Grundlage für weitere Forschung genutzt werden (zum Beispiel Metaanalyse)**

Literatur

1 www.cochrane.org/about-us/evidence-based-health-care
2 www.essentialevidenceplus.com/product/ebm_loe.cfm
3 Oxford Centre for Evidence-Based Medicine. http://www.cebm.net/index.aspx?o=5653, 2011

1.2   Studien lesen und verstehen

Das Lesen und Verstehen von Studien ist sowohl im Erlernen als auch bei der Ausübung eines wissenschaftlich basierten Berufs unerlässlich. Häufig wirken jedoch einige Faktoren demotivierend, sich grundsätzlich mit der Materie auseinanderzusetzen. Auch wenn für den Pflegebereich im Allgemeinen viele Studien in deutscher Sprache vorliegen, sind die meisten Studien zu Säuglingshaut in den internationalen Forschungsmedien veröffentlicht und somit meist englischsprachig. Auch wenn dies dazu dient, einer möglichst großen wissenschaftlichen Öffentlichkeit zugänglich zu sein, kann die Sprachbarriere ein Hindernis darstellen. Manchmal fehlt es auch schlichtweg an Zeit, sich in das komplexe Thema einzuarbeiten. Im Folgenden werden Aufbau und einzelne Elemente einer Studienpublikation erläutert, um den Einstieg in das Lesen wissenschaftlicher Studien zu erleichtern.

1.2.1 Struktur und Format

Der Aufbau einer Studienveröffentlichung folgt einem festgelegten Schema. Neben einem möglichst aussagekräftigen Titel und der Nennung der Autoren ist der sogenannte Abstract das wichtigste Element, um einen Überblick über den Inhalt zu gewinnen. Die Erläuterung der Studie im Detail erfolgt in den anschließenden Abschnitten: Einführung, Methoden, Ergebnisse, Diskussion und Schlussfolgerung.

Titel (Title)

Der Titel soll das zentrale Anliegen der Studie benennen. Im Idealfall wird hier auch über den zu erwartenden Grad an → *Evidenz* informiert, zum Beispiel ob es sich um eine randomisierte, kontrollierte Studie handelt.

Autoren (Authors)

Die Autorenkennung führt, beginnend mit der Studienleitung, alle an der Durchführung der Studie beteiligten Wissenschaftler auf. Ebenso werden die Einrichtungen genannt, an denen die Autoren tätig sind. In einer Offenlegung (Conflict of Interest) wird Auskunft über eine mögliche Zusammenarbeit der Autoren mit kommerziellen Unternehmen gegeben.

Schlagwörter (Keywords)

Um die Literaturrecherche zu vereinfachen, werden möglichst aussagekräftige Schlagwörter aufgeführt.

Kurzbeschreibung (Abstract)

Der Abstract bietet in sehr kompakter Form einen schnellen Überblick über Hintergründe und Fragestellung der Studie. Das Studiendesign, die angewandten Methoden sowie die wichtigsten Ergebnisse und Schlussfolgerungen, die aus ihnen zu ziehen sind, werden hier aufgeführt. Nach den Angaben, die dem Überblick und der Einordnung einer Publikation dienen, folgt die detaillierte Erläuterung der Studie.

Einführung (Introduction)

Zunächst wird die Frage- beziehungsweise Problemstellung erörtert. Der aktuelle Kenntnisstand sowie die daraus abgeleiteten, zu prüfenden Hypothesen werden dargestellt.

Material und Methoden (Materials and Methods)

In diesem Abschnitt der Publikation wird das gesamte Vorgehen innerhalb der Studie vom Design bis hin zur Auswertung der Ergebnisse detailliert dargestellt.

Wichtige Elemente in der Erläuterung der Methodik:

Rekrutierung. Informationen über Alter und Geschlecht der → *Probanden*, Gesundheitszustand sowie Ein- beziehungsweise Ausschlusskriterien für die Teilnahme.

Stichprobe. Angaben zur Anzahl der teilnehmenden → *Probanden* und zur Art der Aufteilung in Studiengruppen. Hier sollte im Idealfall eine → *Randomisierung* der → *Probanden* stattgefunden haben. Unter den Studiengruppen sollte eine Kontrollgruppe angelegt sein, die ein Placebo beziehungsweise eine Scheinbehandlung erhält.

Durchführung. Genaue Beschreibung verabreichter Substanzen oder durchgeführter Behandlungen sowie deren Häufigkeit innerhalb der Studiendauer. Aufführung von kontrollierten Bedingungen bei der Behandlung, zum Beispiel Wasser- oder Raumtemperatur.

Endpunkte. Der primäre Endpunkt beschreibt die Hauptzielsetzung einer Studie. Meist bezieht er sich auf den aussagekräftigsten Messparameter. Anhand dieses Parameters kann bei der Datenauswertung festgestellt werden, ob die aufgestellte Hypothese bestätigt werden kann. Sekundäre Endpunkte beziehen sich auf weitere Parameter, anhand derer das Untersuchungsergebnis weiter ausdifferenziert werden kann.

Messung. Erläuterung der Prozeduren zur Messung und deren Zeitpunkte innerhalb des Beobachtungszeitraums. Beschreibung kontrollierter Bedingungen bei der Messung, zum Beispiel kein Eincremen zu messender Hautstellen während vier Stunden vor der Messung, Festlegung der Raumtemperatur und Luftfeuchtigkeit sowie Auflistung der verwendeten Messinstrumente.

Statistische Auswertung. Es werden die statistischen Methoden der Datenanalyse beschrieben. Auch die verwendeten Analyseprogramme werden genannt. Zusätzlich wird angegeben, für welchen Wert eine Signifikanz angenommen werden kann (Angabe der Irrtumswahrscheinlichkeit p).

Ergebnisse (Results)

In diesem Abschnitt findet sich die genaue Aufschlüsselung der erhobenen Daten nach Endpunkten. Meist findet eine Aufbereitung aller Daten in Tabellen und Grafiken statt. Besonders hervorzuhebende Ergebnisse werden im Text verarbeitet.

Diskussion (Discussion)

Abschließend werden die gewonnenen Ergebnisse zusammengefasst, kritisch – auch im Vergleich zu bestehender Literatur – interpretiert und eingeordnet. Möglich ist auch, dass die Autoren in der Diskussion eventuelle Grenzen der Studie aufzeigen und gegebenenfalls auf weiteren Forschungsbedarf hinweisen.

Schlussfolgerung (Conclusion)

Die Schlussfolgerung kann eine Zusammenfassung dessen darstellen, was die Studienergebnisse vor dem definierten Hintergrund und für die Praxis bedeuten.

> **Studien-Review**
> Ein Studien-Review ist eine Übersichtsarbeit. Sie erhebt keine neuen Daten, sondern fasst die verfügbaren Publikationen zu einem Thema zusammen. Die Autoren sammeln, begutachten und stufen den → *Evidenzgrad* ein. So können die vorhandenen Erkenntnisse auf einem Gebiet eingeordnet und in ihren Aussagen relativiert werden. Angesichts der Fülle an Studien, die zu manchen Themen veröffentlicht werden, gewinnen solche Übersichtsarbeiten immer mehr an Bedeutung.

Literatur (References)

Sämtliche zitierte beziehungsweise verwendete Literatur muss vollständig und korrekt in einem Literaturverzeichnis aufgeführt sein. Für die Zitierung gibt es einige unterschiedliche Standards, die je nach veröffentlichendem Fachjournal variieren.

Literatur

1 www.aerzteblatt.de/archiv/106949/
2 Benesch M, Raab-Steiner E. Klinische Studien lesen und verstehen. Stuttgart: UTB; 2013. ISBN 9783825239824
3 www.eufic.org/article/de/expid/wissenschaftliche-studien-verstehen/
4 Mehrholz J, Supp G. Wissenschaft transparent – Klinische Studien verstehen. Roßhaupten: McKenzie Institut; 2010. ISBN 978-3-00-030499-6

2 Die Haut

Weich, elastisch und widerstandsfähig: Die Haut ist das größte menschliche Organ mit zahlreichen lebenswichtigen Funktionen. Sie dient ebenso dem Schutz vor Umwelteinflüssen wie der Kommunikation. Sie ist Sinnesorgan und lebenswichtig für den Stoffwechsel. Ihren Aufbau und ihre Strukturen zu verstehen, ist für ihre Gesunderhaltung grundlegend. In diesem Kapitel werden die wichtigsten Fakten rund um → Anatomie und → Physiologie der Haut erläutert. Sie sind für die Pflege der Säuglingshaut von wesentlicher Bedeutung.

2.1 Grundlagen: Biologie der Haut

Ob am Arm oder auf dem Rücken, bei Säuglingen oder Erwachsenen – die Haut ist grundsätzlich aus drei Schichten aufgebaut. Von außen nach innen folgen → **Epidermis**, → **Dermis** und → **Subkutis** (Abb. **2.1**). Das Zusammenspiel dieser komplexen Strukturen ermöglicht die vielfältigen Funktionen der Haut.

2.1.1 Die Epidermis

Die Epidermis oder Oberhaut ist bei Erwachsenen nur zwischen 0,03 und 0,05 Millimeter dick. An Fußsohlen und Handinnenflächen kann sie als Hornhaut bis zu mehrere Millimeter stark werden. Im Aufbau der → **Epidermis** werden folgende Zellschichten unterschieden (von außen nach innen):

- → **Stratum corneum** (Hornschicht)
- → **Stratum lucidum** (Glanzschicht, nur an Handinnenseiten und Fußsohlen)
- → **Stratum granulosum** (Körnerschicht)
- → **Stratum spinosum** (Stachelzellschicht)
- → **Stratum basale** (Keim- oder Basalschicht)

Die Zellen der → **Epidermis** entstehen in der Basalschicht. Von dort wandern sie nach außen. Im Laufe dieser Wanderung findet ein „Differenzierung" genannter Prozess statt, in dem die Zellen langsam ihren Zellkern einbüßen, abflachen und verhornen.

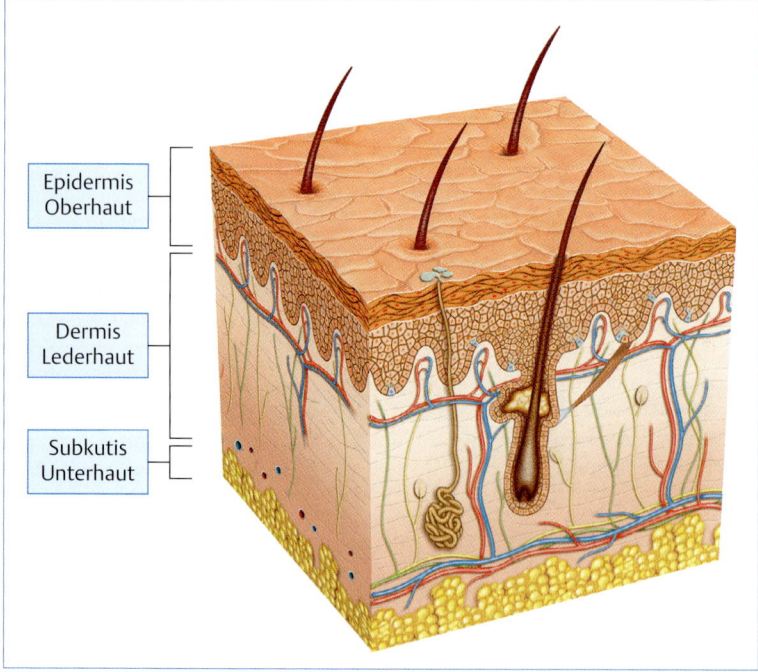

Abb. 2.**1** Aufbau der menschlichen Haut.

Epidermis
Oberhaut

Dermis
Lederhaut

Subkutis
Unterhaut

Am Ende bilden diese verhornten Zellen, sogenannte → *Korneozyten*, die äußerste Schicht der Haut: das → *Stratum corneum*. Eine fest verbundene Struktur, die zwischen 12 und 20 Zellschichten dick sein kann und unter anderem durch interzelluläre → *Lipide* stabilisiert wird. Das → *Stratum corneum* stellt eine höchst effektive Schutzschicht nach innen und außen dar (s. Kap. 2.3).

Funktion: Die → *Epidermis* bietet – je nach individuellem Entwicklungsstand – weitreichenden Schutz gegen schädigende Umwelteinflüsse wie Keime oder Chemikalien. Das → *Stratum corneum* ist insbesondere wichtig für die Bildung der Hautschutzbarriere.

2.1.2 Die Dermis

Die Lederhaut, auch → *Dermis* oder → *Korium* genannt, ist je nach Körperregion zwischen 0,6 und 3 Millimeter dick. Die Stabilität dieser Hautschicht beruht auf drei Arten von Fasern: → *Kollagen*- und → *Elastinfasern* sowie → *retikulären Gitterfasern*. Hauptbestandteil ist ein dichtes Netz zum Teil sehr starrer → *Kollagenfasern*, das eine Stützfunktion übernimmt und zur Druckresistenz beiträgt. Die → *Elastinfasern* sorgen im Ausgleich dafür, dass die Haut flexibel bleibt und sich nach Belastungen wieder glättet. Auch die Haarwurzeln sind in der → *Dermis* angesiedelt. Neben Nährstofftransport und Stoffwechsel über Blut- und Lymphgefäße sind in der Dermis zahlreiche Nervenfasern, Tast- und Schmerzrezeptoren enthalten. Abwehrzellen bewegen sich durch diese Zellschicht.

Funktion: Die → *Dermis* schützt den Körper vor mechanischen Verletzungen sowie Temperaturveränderungen und versorgt die → *Epidermis* mit Nährstoffen. Außerdem hat sie große Bedeutung für die Sinneswahrnehmung.

2.1.3 Die → *Subkutis*

Die Unterhaut oder das → *Subkutangewebe* ist die am weitesten innen liegende Hautschicht und bei Erwachsenen wenige Millimeter bis mehrere Zentimeter dick. Sie besteht aus lockeren Bindegewebsbündeln, die wiederum Fettzellen umgeben. Im Unterhautfettgewebe ist eine Vielzahl von → *Rezeptoren* verteilt, die das Druck-und Vibrationsempfinden an das Nervensystem weitergeben. Von der → *Dermis* aus verlaufen → *Kollagen*stränge zu dieser Schicht, die den Halt des Bindegewebes bewirken und eine Stützfunktion übernehmen.

Funktion: Das Fettgewebe der Unterhaut dient vor allem zur Isolierung der darunter liegenden Körperstrukturen gegen Hitze, Kälte und übt eine Polsterfunktion gegen Druck und Stöße aus.

2.1.4 Was die Haut leistet

Schutz: Die Haut bildet mit Hydrolipidfilm, → *Keratin*schicht, → *Phagozyten* und → *Melanin* eine wirksame physikalische Barriere gegen Pilze, Parasiten, reizende Substanzen und gegen UV-Strahlung. Diese Mechanismen werden im Kapitel 2.3 näher beschrieben.

Aufnahme: Die Haut kann auch Stoffe wie Wasser, Glycerin, Öle, Salze und Wirkstoffe wie z. B. Panthenol und Allantoin aufnehmen.

Ausscheidung: Über die Haut werden Wasser und Salze sowie in geringen Mengen Harnstoff und → *Laktat* abgegeben.

Temperaturregulierung: Die Verdunstung von Schweiß über die Hautoberfläche hat eine kühlende Wirkung und hilft so, zu hohe Körpertemperaturen zu vermeiden.

Sinneswahrnehmung: Die Haut kann als größtes Sinnesorgan Empfindungen über verschiedene spezialisierte → *Rezeptoren* wahrnehmen: Hitze, Kälte, Druck, Berührung und Schmerz. Diese spezifischen Reize sind lebenswichtig und warnen beispielsweise mit Schmerz vor drohender Schädigung (zum Beispiel durch Hitzequellen).

> **Fazit**
> Die Haut ist dank ihres komplexen Aufbaus ein extrem leistungsfähiges Organ: Sie hält die Feuchtigkeit, bietet mechanischen, teilweisen UV- und Zellschutz, wehrt schädliche Umwelteinflüsse sowie Bakterien ab, reguliert die Körpertemperatur und ermöglicht die Sinneswahrnehmung. Die Funktionsfähigkeit der Haut hängt allerdings von der Reife der verschiedenen Hautstrukturen ab.

Literatur

1 www.haut.de/basiswissen/haut
2 Kerscher M, Williams S, Trüeb RM. Dermatokosmetik. Darmstadt: Steinkopff; 2009. ISBN 978-3-7985-1546-8
3 Plewig G, Jansen T, Schürer NY. Das Stratum corneum. Hautarzt 1997; 48: 10–521

2.2   Besonderheiten der Neugeborenen- und Säuglingshaut

Obwohl in der Säuglingshaut bereits alle wichtigen strukturellen Bestandteile enthalten sind, unterscheidet sie sich anatomisch und funktionell von der Haut eines Erwachsenen.

Viele Eigenschaften der Säuglingshaut hängen vom Alter des Kindes ab. Das schnellste Wachstum und damit die größten Veränderungen zeigen sich in den ersten zwei Wochen nach der Geburt. Die vollständige Entwicklung nimmt jedoch weit mehr Zeit in Anspruch als lange angenommen. Globale Vergleichsstudien haben ergeben, dass Säuglingshaut – abhängig vom Parameter – weit länger als gedacht in Entwicklung ist. Unterschiede zur Haut von Erwachsenen bestehen in Zusammensetzung, Struktur und Funktion der Säuglingshaut (Abb. **2.2**).

2.2.1   Unterschiede in der Zusammensetzung

Insbesondere im Hinblick auf den Wasser- und → **Lipid**haushalt lassen sich bei der Säuglingshaut signifikant andere Eigenschaften nachweisen als bei der Haut von Erwachsenen.

Mehr Wasser: Säuglingshaut hat in den obersten Hautschichten der → **Epidermis** – insbesondere im → **Stratum corneum** – einen deutlich höheren Wasseranteil.

Weniger → Lipide (Fette): Die Neugeborenenhaut hat einen niedrigeren → **Lipid**gehalt und eine geringere → **Sebum**produktion und ist daher durchlässiger für fettlösliche Substanzen.

Weniger Feuchtigkeitsbinder: Im → **Stratum corneum** wirken rund ein Dutzend verschiedene chemische Bestandteile gemeinsam als natürliche Feuchtigkeitsbinder (→ **Natural Moisturizing Factor**, kurz NMF). Der Gehalt an NMF ist bei Säuglingen deutlich geringer als bei Erwachsenen und damit auch die Fähigkeit, Wasser zu speichern.

Weniger → Melanin: Bei Neugeborenen ist die → **Melanin**produktion gering. Auch die Haut von Kleinkindern enthält noch signifikant weniger pigmentbildende Zellen als Erwachsenenhaut. Sie ist dadurch weniger vor UV-Strahlung geschützt.

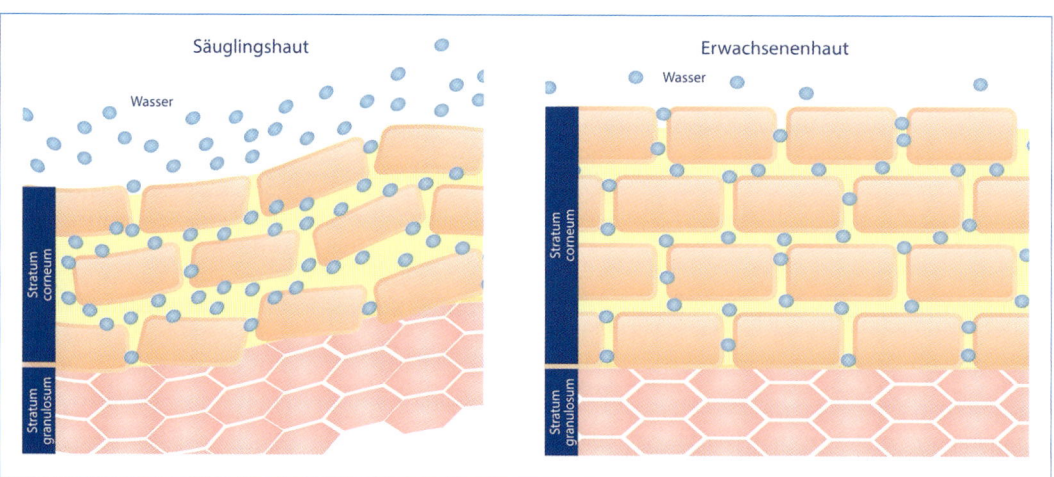

Abb. 2.**2**   Anatomische Unterschiede zwischen Säuglingshaut und Erwachsenenhaut.

2.2.2 Unterschiede in der Struktur

Vor allem im → *Stratum corneum* hat die Forschung eine Reihe struktureller Unterschiede festgestellt.

Dünnere → *Epidermis*: Die → *Epidermis* von Säuglingen ist insgesamt etwa 20 Prozent, das → *Stratum corneum* etwa 30 Prozent dünner als bei Erwachsenen.

Weniger entwickelte Hornschicht: Bei Erwachsenen lassen sich die Zellschichten des Stratum corneum klar voneinander unterscheiden. Bei Neugeborenen ist die Struktur noch lockerer.

Kürzere → *Kollagenfasern*: Die stabilisierenden → *Kollagenfasern* in der → *Dermis* sind bei Säuglingen kürzer und dünner, auch die Größe der Faserbündel ist erheblich geringer.

Höhere Elastizität: Bei Neugeborenen ist die Hautelastizität noch besonders hoch. Im Laufe des Lebens nimmt sie kontinuierlich ab.

Kleinere → *Keratino-* und → *Korneozyten*: Diese Zelltypen sind wesentlich für die Festigkeit der → *Epidermis* verantwortlich. Messungen haben gezeigt, dass ihr Wachstum im Säuglingsalter noch nicht abgeschlossen ist und bis zum vierten Lebensjahr andauern kann. Auch die Zelldichte ist höher.

Größere Hautoberfläche: Das Verhältnis von Hautoberfläche zu Gewicht beträgt bei einem Säugling das 2,3- bis 3-Fache eines Erwachsenen. Das bedeutet, dass im Vergleich zu Erwachsenen auch das Auftragen von Stoffen auf die Haut bei Säuglingen und Kleinkindern einen größeren Effekt haben kann.

2.2.3 Unterschiede in der Funktion

Schutz, Ausscheidung, Temperaturregulierung, Sinneswahrnehmung: Was die erwachsene Haut leistet, wurde in Kapitel 2.1 verdeutlicht. Untersuchungen belegen jedoch, dass Säuglingshaut einige dieser Funktionen noch nicht in der gleichen Weise ausüben kann.

Schwankungen im Wasserhaushalt: Die Haut von Säuglingen kann mehr Wasser aufnehmen als die von Erwachsenen und dies auch in kürzerer Zeit. Sie gibt es aber auch schneller wieder ab. Dadurch besteht die Gefahr einer schnelleren Austrocknung.

Schnelleres Zellwachstum: Die sogenannte → *Proliferationsrate*, die die Geschwindigkeit des Zellwachstums anzeigt, ist bei Säuglingen und Kindern signifikant höher. Die Zellen wachsen und teilen sich also schneller.

Unausgereifte Hautschutzbarriere: Die natürliche Hautschutzbarriere ist auch am Ende des ersten Lebensjahrs nicht vollständig ausgereift (vgl. Kap. 2.3).

Fazit

Die Entwicklung der Haut – insbesondere der natürlichen Hautschutzbarriere – ist im Säuglingsalter noch nicht abgeschlossen. Säuglingshaut sollte daher eine erhöhte Aufmerksamkeit und speziell auf sie abgestimmte Pflegemaßnahmen erhalten.

Literatur

1 Nikolovski J, Stamatas GN, Kollias N et al. Barrier function and water-holding and transport properties of infant stratum corneum are different from adult and continue to develop through the first year of life. J Invest Dermatol 2008; 128: 1728–1736

2 Stamatas GN, Nikolovski J, Luedtke MA et al. Infant skin microstructure assessed in vivo differs from adult skin in organization and at the cellular level. Pediatr Dermatol 2010; 27: 125–131

3 Telofski LS, Morello AP, Mack Correa MC et al. The infant skin barrier: can we preserve, protect, and enhance the barrier? Dermatol Res Pract 2012; 2012: 198789

2.3 Die Hautschutzbarriere

Für die Haut ist sie wie ein Wall gegen schädliche Einflüsse und Stoffe aus der Umwelt: die Hautschutzbarriere. Sie wirkt nach außen und nach innen. Bei der noch nicht voll entwickelten Haut von Neugeborenen und Säuglingen ist es besonders wichtig, ihre Funktionsfähigkeit zu unterstützen.

Die oberste Zellschicht der → *Epidermis*, das → *Stratum corneum*, fungiert als Durchlässigkeitsbarriere und ist somit der entscheidende Schutzmechanismus der Haut. So sorgt es dafür, dass Keime und Chemikalien nicht in die Haut eindringen. Gleichzeitig verhindert es den unkontrollierten Verlust von Wasser. Dieser sowohl nach innen als auch nach außen wirkende Barrieremechanismus ist für den Organismus überlebenswichtig. Bei Säuglingen gilt dies umso mehr, denn bei ihnen ist der Säureschutzmantel noch nicht so stabil. Studien haben gezeigt, dass der Entwicklungsprozess der Hautschutzbarriere, abhängig vom Parameter, mindestens bis zum Ende des vierten Lebensjahrs dauert.

2.3.1 Bestandteile: Was die Barriere stark macht

Der Aufbau des → **Stratum corneum** wird häufig mit einem Mauerwerk verglichen und im Mauerstein-Mörtel-Modell anschaulich gemacht (Abb. **2.3**). Nur im Zusammenspiel aller Bestandteile kann die Barriere effektiv funktionieren. Die Mauersteine stellen → **Korneozyten** dar. Zellen, die auf ihrem Weg aus der Keimschicht an die Hautoberfläche verhornen und ihren Zellkern einbüßen. In fest verbundenen Zellschichten bilden sie eine wirksame mechanische Schutzschicht, die durch das Zellwachstum ständig erneuert wird.

Als Mörtel in dieser Struktur dienen interzelluläre → **Lipide**. Sie unterstützen einerseits den Zusammenhalt der Hornzellen. Andererseits machen sie die Haut undurchlässig gegenüber Wasser, → **Mikroben** und chemischen Substanzen. Weiter verstärkt wird diese Struktur durch → **Korneodesmosomen**, Proteine, die die Hornzellen zusätzlich fest miteinander verbinden. Im Mauerstein-Mörtel-Modell stehen diese Proteine für Nieten oder Haken.

Weiteren Schutz bietet der Hydrolipidfilm auf der Hautoberfläche: Wässrige und fetthaltige Substanzen bilden dort einen dünnen Film. Das leicht saure Milieu bietet ideale Lebensbedingungen für spezifische Keime, die pathogene Erreger abwehren und somit ein mikrobiologisches Verteidigungssystem darstellen.

2.3.2 Messparameter der Hautschutzbarriere

→ **Transepidermaler Wasserverlust (TEWL) (Transepidermal Water Loss):** Ein wichtiger Parameter für den Zustand der Hautbarriere ist der → **TEWL**. Er bezeichnet die Wassermenge, die von der Haut pro Stunde und Quadratzentimeter an die Außenwelt abgegeben wird. Aus den Werten lassen sich Rückschlüsse auf den Zustand der Hautbarriere zie-

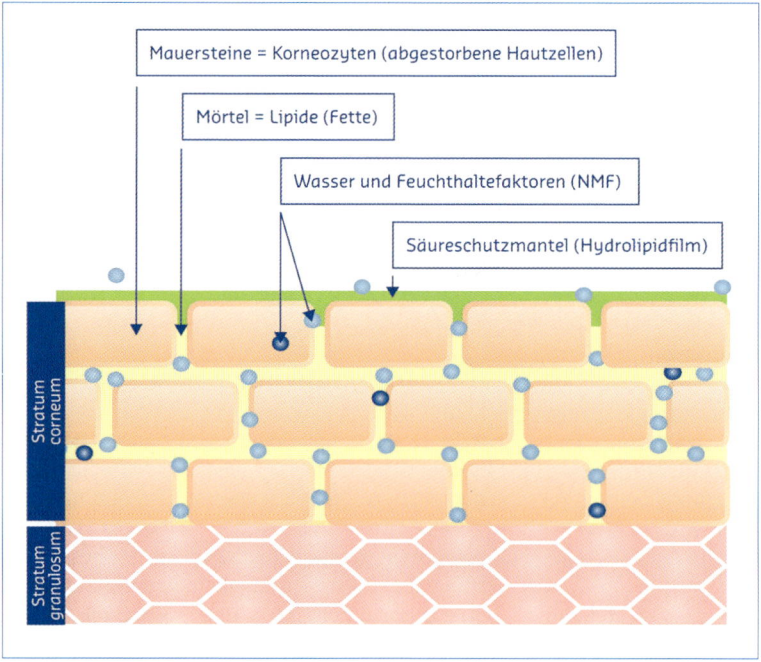

Abb. 2.**3** Die Hautbarriere im Mauerstein-Mörtel-Modell.

Mauersteine = Korneozyten (abgestorbene Hautzellen)

Mörtel = Lipide (Fette)

Wasser und Feuchthaltefaktoren (NMF)

Säureschutzmantel (Hydrolipidfilm)

Stratum corneum

Stratum granulosum

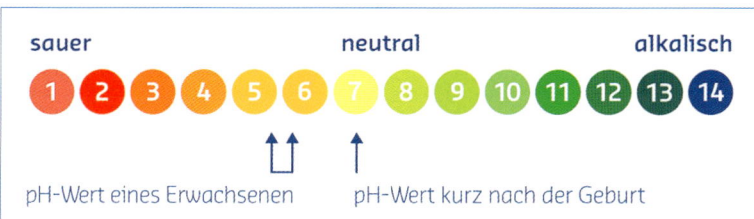

Abb. 2.**4** → **pH-Wert** der Hautbarriere.

hen: So bedeutet ein erhöhter → **TEWL**, dass Barrierestoffe fehlen und die Abdampfung des in der Haut enthaltenen Wassers beschleunigt abläuft. Aufgrund des Feuchtigkeitsverlusts kann das Stratum corneum austrocknen und somit eine verringerte Schutzfunktion ausüben.

Feuchtigkeitsgehalt des → **Stratum corneum (SCH) *(Stratum Corneum Hydration):*** Der Feuchtigkeitsgehalt ist unter anderem verantwortlich für die Elastizität der Barriere. Sowohl eine zu geringe Durchfeuchtung, wie zum Beispiel bei trockener Haut, als auch eine Überfeuchtung, zum Beispiel durch zu langes Baden, können zu erhöhter Durchlässigkeit und somit zu einer verringerten Schutzfunktion führen.

→ **pH-Wert:** Der physiologische → **pH-Wert** der Hautbarriere eines Erwachsenen liegt bei sauren 5,4 bis 5,9, sorgt für den Erhalt der Barrierefunktion und unterstützt die Abwehr von Krankheitserregern. Bei Neugeborenen liegt er zunächst mit circa 7,0 im neutralen Bereich, sinkt während der ersten Lebenswoche zunächst schneller, in den folgenden Wochen langsamer ab, um sich letztlich innerhalb des ersten Lebensmonats bei Werten zwischen 5,2 und 5,5 zu stabilisieren (Abb. **2.4**). Reinigungs- und Pflegeprodukte, die nicht auf die speziellen Bedürfnisse der Säuglingshaut abgestimmt sind, können die Stabilisierung des → **pH-Wertes** beeinflussen.

2.3.3 Funktion der Hautschutzbarriere

Schutz vor Wasserverlust

Besonders wichtig ist die Schutzkraft der Hautbarriere vor dem Verlust von Feuchtigkeit (Abb. **2.5**). Die dünnere → **Epidermis** von Säuglingen nimmt Wasser zwar leichter auf, gibt es aber auch schneller wieder ab. Zusätzlich ist der → **transepidermale Wasserverlust** bei Säuglingen höher als bei Erwach

senen, was auf eine schwächere Hautbarriere hinweist.

Schutz vor Eindringen chemischer Substanzen

Die ausgereifte Hautbarriere verhindert auch, dass chemische Substanzen → **perkutan** aufgenommen werden (Abb. **2.5**). Aufgrund des – im Vergleich zur Erwachsenenhaut 2,3 bis 3-fach größeren Verhältnisses der Oberfläche zum Körpergewicht haben aggressive Chemikalien (z.B. Salicylsäure in Akneprodukten) bei einer geschädigten Hautbarriere auch einen stärkeren Effekt.

Schutz vor Eindringen von → **Mikroorganismen**

Das saure Milieu des Hydrolipidfilms trägt zur Wachstumshemmung krankheitserregender Bakterien bei (Abb. **2.5**). Allerdings erreicht der Hydrolipidfilm bei Neugeborenen oft erst zum Ende des ersten Lebensmonats den physiologischen → **pH-Wert**. Somit ist der Säureschutzmantel zunächst noch nicht ausgereift – und kann daher nur eingeschränkt vor schädlichen → **Mikroorganismen** schützen.

2.3.4 Störungen der Barrierefunktion

Es gibt viele Reize, vor denen die Säuglingshaut geschützt werden muss. Denn die → **physiologische** Schutzfunktion der Hautbarriere ist im ersten Lebensjahr noch nicht voll funktionsfähig. Der Wassergehalt des → **Stratum corneum** von Säuglingen ist zwar höher als bei Erwachsenen, allerdings wird die Feuchtigkeit auch leichter abgegeben, sodass die Gefahr der Austrocknung besteht. Zudem ist der → **Lipid**gehalt niedriger. Die Struktur der Barriere ist insgesamt dünner, lockerer und durchlässiger.

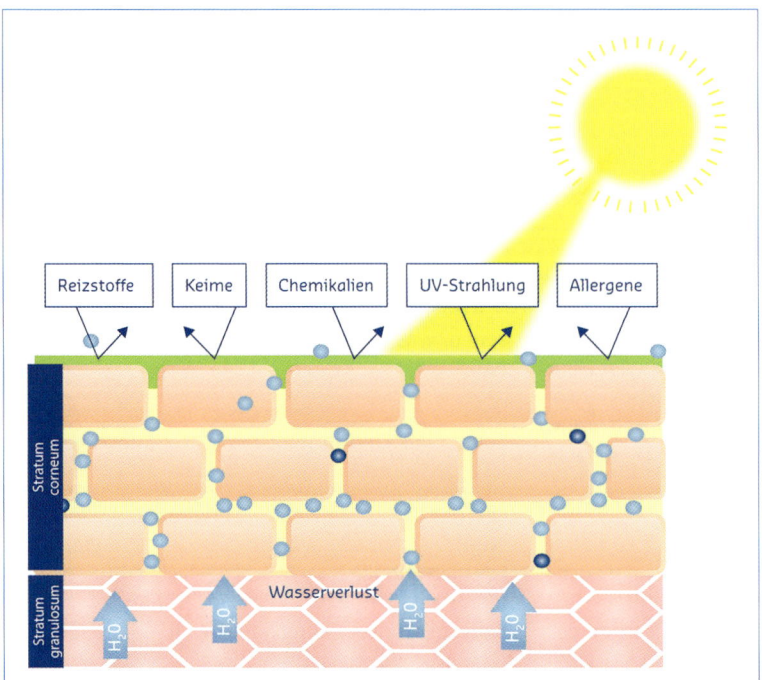

Abb. 2.**5**   Die Hautbarriere schützt den Organismus.

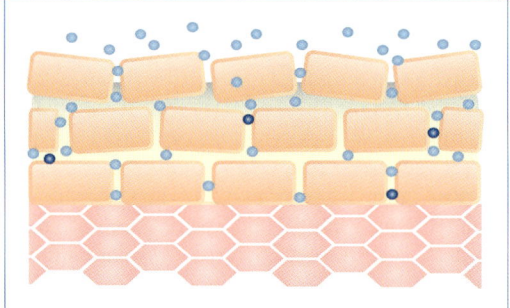

Abb. 2.**6**   Beeinträchtigung durch klimatische Bedingungen.

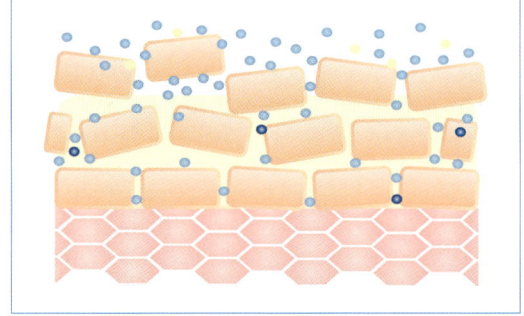

Abb. 2.**7**   Beeinträchtigung durch Wasser.

Klima (Abb. 2.**6**): Trockene Luft, Wind und Hitze haben einen austrocknenden Effekt auf die Haut. Ohne die nötige Feuchtigkeit verlieren die Bestandteile der Barriere ihren Zusammenhalt und es kommt zu einem erhöhten → *transepidermalen Wasserverlust.*

Wasser (Abb. 2.**7**): Intensiver Kontakt mit Wasser kann zu einer Ausschwemmung der → *Lipide* aus der Hornschicht und deren Aufquellen führen. Auch hier droht die Austrocknung des → *Stratum corneum.*

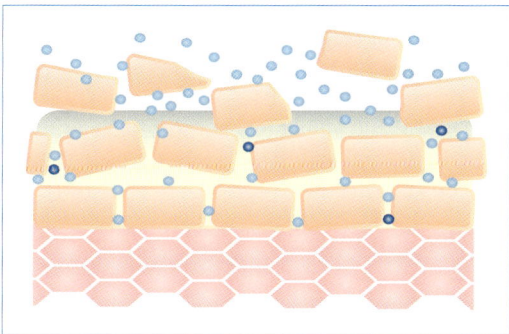

Abb. 2.**8**   Beeinträchtigung durch mechanische Reize.

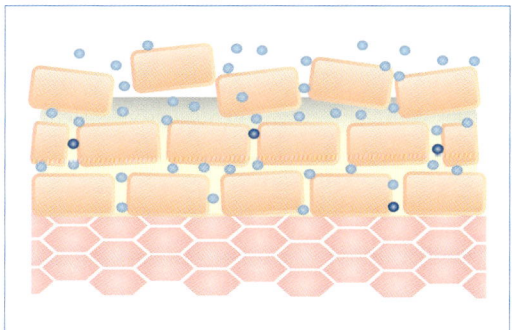

Abb. 2.**9**   Beeinträchtigung durch Reizstoffe.

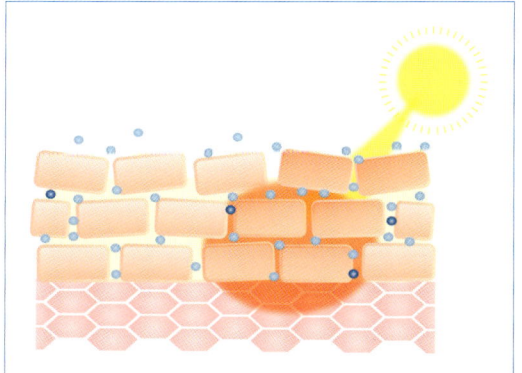

Abb. 2.**10**   Beeinträchtigung durch UV-Strahlung.

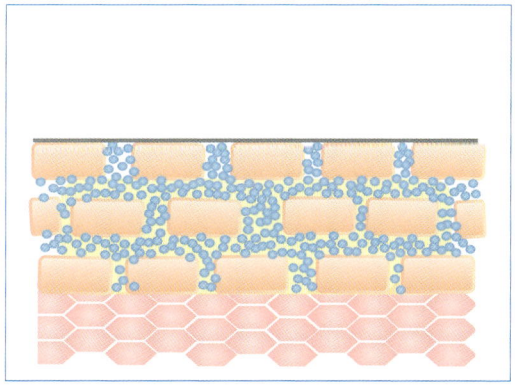

Abb. 2.**11**   Beeinträchtigung durch → *okklusiven Effekt*.

Mechanische Reize (Abb. 2.**8**): Das → *Stratum corneum* des Säuglings ist noch dünn. Mechanische Reize wie Reibung und Druck können schnell zu Schädigungen führen. Reibung bei der Reinigung der Haut und des Windelbereichs sollte daher vermieden werden.

Reizstoffe (Abb. 2.**9**): Ungeeignete Reinigungs- und Pflegemittel können sowohl den → *pH-Wert* des Hydrolipidfilms ungünstig beeinflussen als auch die → *Lipide* der Hornschicht angreifen.

UV-Strahlung   (Abb. 2.**10**):   Sonneneinstrahlung kann die → *epidermalen Lipide* in der Hornschicht zerstören. Darüber hinaus kann die Strahlung durch die → *Epidermis* bis in die → *Dermis* eindringen und dabei kurz- und langfristige Schäden verursachen (vgl. Kap. 4).

→ *Okklusiver Effekt* (Abb. 2.**11**): Wird der Wasseraustausch der Hautoberfläche stark eingeschränkt, wie etwa im abgeschlossenen Klima innerhalb der Windel, falls diese nicht rechtzeitig gewechselt wird, kann es zu einem überhöhten Feuchtigkeitsgehalt des → *Stratum corneum* kommen. Dadurch können → *hydrophile*, also wasserlösliche Substanzen leichter in die Haut eindringen und Reizungen verursachen. Ein abgeschlossenes, okklusives Klima entsteht auch z.B. bei dickem Auftrag reiner Vaseline.

Fazit

Der dynamische Wasserhaushalt, der niedrige → **Lipid**gehalt und der geringe Anteil natürlicher Feuchtigkeitsfaktoren im → **Stratum corneum** im ersten Lebensjahr sollten durch besonders sorgfältige Pflegemaßnahmen unterstützt werden.

Literatur

1 Cork MJ, Robinson D, Vasilopoulos Y et al. Predisposition to sensitive skin and atopic eczema. Community Practitioner 2005; 78: 440–442

2 Cork MJ et al. Epidermal barrier dysfunction in atopic dermatitis. J Invest Dermatol 2009; 129: 1892–1908

3 Garcia Bartels N, Mleczko A, Schink T et al. Influence of bathing or washing on skin barrier function in newborns during the first four weeks of life. Skin Pharmacol Physiol 2009; 22: 248–257

4 Giusti F et al. Skin barrier, hydration, and pH of the skin of infants under 2 years of age. Pediatr Dermatol 2001; 18: 93–96

5 Hoeger PH, Enzmann CC. Skin physiology of the neonate and young infant: a prospective study of functional skin parameters during early infancy. Pediatr Dermatol 2002; 19: 256–262

6 Nikolovski J et al. Barrier Function and Water-Holding and Transport Properties of Infant Stratum Corneum Are Different from Adult and Continue to Develop through the First Year of Life. J Invest Dermatol 2008; 128: 1728–1736

7 Telofski LS, Morello AP 3rd, Mack Correa MC et al. The infant skin barrier: can we preserve, protect, and enhance the barrier? Dermatol Res Pract 2012; 2012: 198789

3 Die Pflege der Säuglingshaut

Die optimale Hautpflege bei Neugeborenen und Säuglingen ist ein bedeutendes Thema in der Beratung junger Eltern. Angewandte Pflegeroutinen basieren oft auf Traditionen und Erfahrungen. So hat sich eine Vielfalt an Empfehlungen herausgebildet, die Eltern zuweilen überfordert. Mithilfe wissenschaftlicher Methoden können Pflegeroutinen überprüft werden und aus den Erkenntnissen verifizierte Empfehlungen entstehen. Diese Empfehlungen sollten als Basis für die Beratung von Eltern dienen. Neben einem Überblick über die Studienlage in den einzelnen Pflegedisziplinen finden Sie jeweils abschließend die aktuellen evidenzbasierten Pflegeempfehlungen. Sie basieren auf Erkenntnissen aus wissenschaftlichen Studien. Alle Empfehlungen folgen einem Grundsatz: Babyhautpflege sollte die Hautbarriere unterstützen und die Hautreifung nicht stören.

3.1 Baden

Das Säuglingsbad hat positive Effekte. Die Förderung der Eltern-Kind-Bindung ist sicher einer der bedeutsamsten. Es stellen sich jedoch Fragen nach der Auswirkung auf die Haut: Wie oft darf gebadet werden? Ist Baden besser als Waschen? Schaden Badezusätze der Säuglingshaut? Und wie beeinflussen Babypflegeprodukte die Hautschutzbarriere?

3.1.1 Studienlage

In den vergangenen Jahren wurden zahlreiche Studien veröffentlicht, die einigen der häufigsten Fragen der Säuglingshautpflege unter kontrollierten Bedingungen nachgehen. Hervorzuheben sind vor allem drei Untersuchungen aus den Jahren 2009 bis 2011. Zwei von ihnen wurden an der Klinik für Dermatologie, Allergologie und Venerologie der Charité-Universitätsmedizin Berlin durchgeführt, die dritte durch das Institut für Hebammenkunde an der britischen Universität Manchester.

3.1.1.1 Baden oder Waschen?

Studie der Klinik für Dermatologie, Allergologie und Venerologie der Charité – Universitätsmedizin Berlin

Fragestellung

Wie beeinflusst Baden im Unterschied zum Waschen mit einem Waschlappen die natürliche Anpassung und Funktion der Hautschutzbarriere bei gesunden Reifgeborenen in den ersten vier Lebenswochen?

Methodik

→ **Randomisierung:** 57 Neugeborene (Alter ≤ 48 h) wurden randomisiert – also nach dem Zufallsprinzip – in zwei Gruppen eingeteilt und über die Dauer von vier Wochen zweimal pro Woche:

Gruppe A   mit klarem Wasser gebadet
Gruppe B   mit klarem Wasser und Waschlappen
**   gewaschen**

Kontrollierte Bedingungen: Die optimale Wassertemperatur wurde zwischen 37 und 38 Grad Celsius angesetzt und die Raumtemperatur betrug 22 bis 27 Grad Celsius. Als Badedauer wurden fünf Minuten festgelegt.

Messungen: Die Schlüsselwerte der Funktion der Hautschutzbarriere – → **TEWL**, → **SCH**, → **pH-Wert** – wurden an Stirn, Bauch, Gesäß und Oberschenkel gemessen. Messungen wurden an Tag 2, Tag 7 und Tag 28 des Untersuchungszeitraums durchgeführt.

Ergebnisse

Gebadete zeigten im Vergleich zu gewaschenen Säuglingen
- eine höhere Hautfeuchtigkeit an Stirn und Bauch (Abb. **3.1**)
- einen signifikant geringeren → **transepidermalen Wasserverlust** im Windelbereich

Schlussfolgerungen
- Zweimal wöchentliches Baden in den ersten Lebenswochen schadet der empfindlichen Haut der Neugeborenen nicht. Es wirkt sich sogar etwas positiver auf die Hautfeuchtigkeit aus als Waschen mit einem Waschlappen.

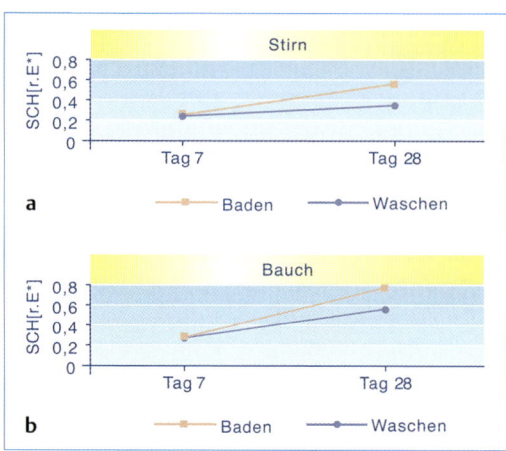

Abb. 3.**1** **a** Feuchtigkeitsgehalt des → **Stratum corneum**, Stirn. **b** Feuchtigkeitsgehalt des → **Stratum corneum**, Bauch (* relative Einheiten).

Die Studienergebnisse lassen einen günstigen Langzeiteffekt des Badens auf die Hautschutzbarriere vermuten.

3.1.1.2 Babybadezusätze oder klares Wasser?

Studie der School of Nursing, Midwifery and Social Work, The University of Manchester

Fragestellung
Hat die Verwendung eines reinigenden, milden Babybadezusatzes beeinträchtigende Wirkungen auf die Haut von Neugeborenen im Vergleich zur Verwendung von klarem Wasser?

Methodik
→ **Randomisierung:** 307 Neugeborene (Alter ≤ 48 h) wurden randomisiert in zwei Gruppen eingeteilt und vier Wochen lang je dreimal pro Woche gebadet:

Gruppe A   mit klarem Wasser
Gruppe B   mit einem Babybadezusatz

Messungen: Die Schlüsselwerte der Funktion der Hautschutzbarriere – → **TEWL**, → **SCH**, → **pH-Wert** – wurden an Oberarm, Oberschenkel und Bauch gemessen. Messungen wurden an Tag 2, Tag 14 und Tag 28 des Untersuchungszeitraums durchgeführt.

Ergebnisse
Es zeigte sich, dass die Zugabe eines sanften Babybadezusatzes gegenüber klarem Wasser

- nicht unterlegen war,
- den → **transepidermalen Wasserverlust** nicht verstärkt und
- keine negativen Effekte auf die empfindliche Säuglingshaut hatte.

Schlussfolgerung
Speziell für die Reinigung der Säuglingshaut entwickelte Babybadezusätze schaden dieser in keiner Weise.

3.1.1.3 Die Wirkung von Babypflegeprodukten auf die Hautbarriere

Studie der Klinik für Dermatologie, Allergologie und Venerologie der Charité – Universitätsmedizin Berlin

Fragestellung
Welchen Einfluss haben verschiedene Reinigungs- und Pflegeroutinen auf die Hautschutzbarriere von gesunden Reifgeborenen?

Methodik
→ **Randomisierung:** 64 Neugeborene (Alter < 48 h) wurden randomisiert in vier Gruppen eingeteilt und acht Wochen lang je zweimal pro Woche gebadet.

Folgende Pflegeroutinen wurden angewandt:

Gruppe A   klares Wasser (= Kontrollgruppe)
Gruppe B   klares Wasser und anschließende
           Verwendung von Babypflegecreme
Gruppe C   Babywaschgel
Gruppe D   Babywaschgel und anschließende
           Verwendung von Babypflegecreme

Kontrollierte Bedingungen: Pflegeroutinen und Messungen wurden unter häuslichen Bedingungen durchgeführt. Die Wassertemperatur wurde zwischen 37 und 38 Grad Celsius angesetzt und die Raumtemperatur betrug 22 bis 27 Grad Celsius. Als Badedauer wurden fünf Minuten festgelegt.

Messungen: Die Schlüsselwerte der Funktion der Hautschutzbarriere – → **TEWL**, → **SCH**, → **pH-Wert** – wurden an Stirn, Bauch, Gesäß und Oberschenkel gemessen. Messungen wurden an den Tagen 2, 14, 28 und 56 des Untersuchungszeitraums durchgeführt.

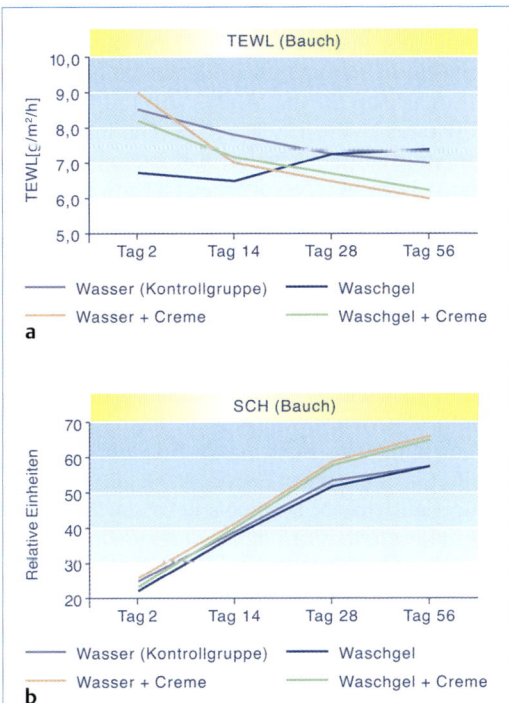

Abb. 3.2 a → **Transepidermaler Wasserverlust (TEWL). b** Feuchtigkeitsgehalt des → **Stratum corneum** (SCH).

Ergebnisse

Im Vergleich zur Kontrollgruppe zeigten die Gruppen B und D (Verwendung von Babypflegecreme nach dem Baden) (Abb. **3.2 a, b**)

- einen signifikant geringeren → **transepidermalen Wasserverlust** an Stirn, Bauch und Oberschenkel
- einen höheren Feuchtigkeitsgehalt des → **Stratum corneum** an Stirn und Bauch

sowie Gruppe C

- einen leicht erhöhten → **transepidermalen Wasserverlust**, der allerdings nicht signifikant war
- eine schnellere Abnahme des → **pH-Wertes** allein durch die Verwendung des Badezusatzes. Dies deutet möglicherweise auf eine schnellere Entwicklung des → **physiologischen** Säureschutzmantels hin.

Schlussfolgerungen

Die zweimal wöchentliche Verwendung von Babywaschgel und/oder Babypflegecreme verbessert die → **physiologische** Funktion der Hautschutzbarriere- verglichen mit der ausschließlichen Verwendung von klarem Wasser.

3.1.2 Evidenzbasierte Pflegeempfehlungen für das Baden von Säuglingen

Baden sollte dem Waschen mit einem Waschlappen vorgezogen werden.

Wissenschaftlicher Hintergrund: Zweimal wöchentliches Baden in den ersten Lebenswochen schadet der empfindlichen Haut der Neugeborenen nicht. Es wirkt sich sogar etwas positiver auf die Hautfeuchtigkeit aus als das Waschen des Körpers mit einem Waschlappen.

Regelmäßiges Baden von Neugeborenen und Säuglingen.

Es wird empfohlen, gesunde Neugeborene und Säuglinge, nach Vorreinigung des Windelbereichs, mindestens zwei- bis dreimal pro Woche zu baden. *Wissenschaftlicher Hintergrund:* Europäische Pädiater und Dermatologen empfehlen in einem Konsensus-Papier zwei bis dreimal wöchentliches Baden statt Waschen mit einem Waschlappen.

Beginn der Baderoutine.

Mit dem regelmäßigen Baden kann schon begonnen werden, sobald der Nabelschnurrest abgefallen ist. *Wissenschaftlicher Hintergrund:* Mit dem regelmäßigen Baden sollte nach dem Abfallen und vollständigen Abheilen der Nabelschnur begonnen werden, insbesondere um Entzündungen zu vermeiden. Der Abfall der Nabelschnur war der Startpunkt für den Beginn des Routinebadens in zwei klinischen Studien mit Neugeborenen an der Klinik für Dermatologie der Charité – Universitätsmedizin Berlin.

Wasser- und Raumtemperatur, Badedauer.

Der Raum sollte 21 bis 24 Grad warm sein und das Wasser eine Temperatur zwischen 37 und maximal 37,5 Grad Celsius haben. Die Badedauer sollte sich auf fünf bis zehn Minuten beschränken. Das Baby sollte schnell, aber sanft abgetrocknet werden (abtupfen, nicht reiben), damit es nach dem Baden nicht auskühlt. *Wissenschaftlicher Hintergrund:* Für ihre Studie über das Baden von Neugeborenen und Säuglingen arbeiteten Forscher der Klinik für Dermatologie, Allergologie und Venerologie der Charité – Universitätsmedizin Berlin mit folgenden Richtwerten: Die Wassertemperatur wurde zwischen 37 und 38 Grad Celsius angesetzt und die Raumtemperatur betrug 22 bis 27 Grad Celsius. Als Badedauer wurden fünf Minuten festgelegt.

Ein europäisches Konsensus-Papier empfiehlt eine Badedauer von fünf bis zehn Minuten. Unmittelbar nach dem Bad sollte das Kind mit einem Handtuch bedeckt und trocken getupft, auf keinen Fall aber trocken gerieben werden.

Einsatz von Badezusätzen.
Der Einsatz eines milden Babybadezusatzes beeinträchtigt die Entwicklung der Säuglingshaut nicht und ist für das Baden gesunder Säuglinge ebenso empfehlenswert wie klares Wasser.
Wissenschaftlicher Hintergrund: Milde Badezusätze für die Säuglingspflege reinigen die Haut auch von fettlöslichen Substanzen wie Fäkal- oder Cremeresten. Dies gelingt nicht mit Wasser allein.

Richtige Wahl des Badezusatzes.
Ein milder flüssiger Badezusatz, der speziell für die Bedürfnisse von Säuglingshaut entwickelt worden ist, kann für die schonende Reinigung beim Baden eingesetzt werden.
Wissenschaftlicher Hintergrund: Die Hautschutzbarriere von Säuglingen unterscheidet sich im ersten Lebensjahr und auch darüber hinaus von der Erwachsener. Sie ist zum Beispiel etwa 30 Prozent dünner und wesentlich durchlässiger, sodass sie schneller austrocknet. Diesem Umstand sollte mit speziell für die Bedürfnisse von Säuglingshaut entwickelten Produkten Rechnung getragen werden.

Ein Einsatz von flüssigen Badezusätzen wird gegenüber Seifenstücken empfohlen. Letztere sind üblicherweise alkalisch und können dadurch, vor allem in Verbindung mit hartem Wasser, die Säuglingshaut reizen und austrocknen. Feuchtigkeitsspendende Inhaltsstoffe können außerdem einen zusätzlichen Schutz für die Säuglingshaut bieten.

Literatur

1 Anderson GC, Lane AE, Chang HP. Axillary temperature in transitional newborn infants before and after tub bath. Appl Nurs Res 1995; 8: 123–128

2 AWHONN. Neonatal Skin Care Evidence-Based Clinical Practice Guideline. 3rd ed. Washington DC, USA; 2013. ISBN 978-1-938299-03-2

3 Blume-Peytavi U, Cork MJ, Faergemann J et al. Bathing and cleansing in newborns from day 1 to first year of life: recommendations from a European round table meeting. J Eur Acad Dermatol Venereol 2009; 23: 751–759

4 Blume-Peytavi U, Hauser M, Stamatas GN et al. Skin care practices for newborns and infants: review of the clinical evidence for best practices. Pediatr Dermatol 2012; 29: 1–14

5 Bryanton J, Walsh D, Barrett M et al. Tub bathing versus traditional sponge bathing for the newborn. J Obstet Gynecol Neonatal Nurs 2004; 33: 704–712

6 Darmstadt GL, Dinulos JG. Neonatal skincare. Pediatr Clin North Am 2000; 47: 757–782

7 Dizon MV, Galzote C, Estanislao R et al. Tolerance of baby cleansers in infants: a randomized controlled trial. Indian Pediatr 2010; 47: 959–963

8 Garcia Bartels N, Mleczko A, Schink T et al. Influence of bathing or washing on skin barrier function in newborns during the first four weeks of life. Skin Pharmacol Physiol 2009; 22: 248–257

9 Garcia Bartels N, Scheufele R, Prosch F et al. Effect of standardized skin care regimens on neonatal skin barrier function in different body areas. Pediatr Dermatol 2010; 27: 1–8

10 Gfatter R, Hackl P, Braun F. Effects of soap and detergents on skin surface pH, stratum corneum hydration and fat content in infants. Dermatology 1997; 195: 258–262

11 Ghadially R, Halkier-Sorensen L, Elias PM. Effects of petrolatum on stratum corneum structure and function. J Am Acad Dermatol 1992; 26: 387–396

12 Henningsson A, Nystrom B, Tunnell R. Bathing or washing babies after birth? Lancet 1981; 2: 1401–1403

13 Lavender T, Bedwell C, O'Brien E et al. Infant skin-cleansing product versus water: a pilot randomized, assessor-blinded controlled trial. BMC Pediatr 2011; 11: 35

14 Lavender T, Bedwell C, Roberts SA et al. Randomized controlled trial evaluating a baby wash product on skin barrier function in healthy, term neonates. J Obstet Gynecol Neonatal Nurs 2013; 42: 203–214

15 Medves JM, O'Brien B. The effect of bather and location of first bath on maintaining thermal stability in newborns. J Obstet Gynecol Neonatal Nurs 2004; 33: 175–182

16 Nako Y, Harigaya A, Tomomasa T et al. Effects of bathing immediately after birth on early neonatal adaptation and morbidity: a prospective randomized comparative study. Pediatr Int 2000; 42: 517–522

17 Penny-MacGillivray T. A newborn's first bath: when? J Obstet Gynecol Neonatal Nurs 1996; 25: 481–487

3.2 Feuchtigkeitspflege

Das Eincremen nach dem Bad ist weit mehr als intensive Zuwendung. Wie Studien belegen, kann eine sinnvolle Feuchtigkeitspflege auch die → *physiologische* Barrierefunktion der Säuglingshaut verbessern.

3.2.1 Studienlage

Der intensive Wasserkontakt beim Baden ist für die Hautbarriere eine besondere Herausforderung. Für Säuglinge gilt dies umso mehr. Daher haben verschiedene Studien diese „Belastungssituation" in den Mittelpunkt gerückt. Zwei neuere Untersuchungen werden in diesem Kapitel vorgestellt.

3.2.1.1 Feuchtigkeitspflege nach dem Bad

Studie der Klinik für Dermatologie, Allergologie und Venerologie der Charité – Universitätsmedizin Berlin; Teilaspekt einer Studie zum Einfluss verschiedener Reinigungs- und Pflegeroutinen auf die Hautschutzbarriere (vgl. Kap. 3.1.1.3)

Fragestellung
Wie wirken Säuglingspflegeprodukte auf die → *physiologische* Barrierefunktion der Haut nach dem Baden?

64 Neugeborene (Alter < 48 h) wurden randomisiert in vier Gruppen eingeteilt und acht Wochen lang je zweimal pro Woche gebadet:

Gruppe A klares Wasser (= Kontrollgruppe)
Gruppe B klares Wasser und anschließende Verwendung von Babypflegecreme
Gruppe C Babywaschgel
Gruppe D Babywaschgel und anschließende Verwendung von Babypflegecreme

Kontrollierte Bedingungen: Pflegeroutinen und Messungen wurden unter häuslichen Bedingungen durchgeführt. Die Wassertemperatur wurde zwischen 37 und 38 Grad Celsius angesetzt und die Raumtemperatur betrug 22 bis 27 Grad Celsius. Als Badedauer wurden fünf Minuten festgelegt.

Messungen: Die Schlüsselwerte der Funktion der Hautschutzbarriere – → *TEWL*, → *SCH*, → *pH-Wert* – wurden an Stirn, Bauch, Gesäß und Oberschenkel gemessen. Messungen wurden an Tag 2, Tag 14, Tag 28 und Tag 56 des Untersuchungszeitraums durchgeführt.

Ergebnisse
Im Vergleich zur Kontrollgruppe zeigten die Gruppen B und D (nach anschließender Verwendung einer Babypflegecreme)

- einen signifikant geringeren → *transepidermalen Wasserverlust* an Stirn, Bauch und Oberschenkel
- einen höheren Feuchtigkeitsgehalt des → *Stratum corneum* an Stirn und Bauch

Schlussfolgerungen
Der Einsatz einer Babypflegecreme nach dem Bad erhöht den Feuchtigkeitsgehalt und verringert den Wasserverlust der Säuglingshaut. Die Effektivität der → *physiologischen* Barrierefunktion wird gesteigert.

3.2.1.2 Feuchtigkeitspflege nach dem Babyschwimmen

Studie der Klinik für Dermatologie, Allergologie und Venerologie der Charité – Universitätsmedizin Berlin

Fragestellung
Wie wirkt sich Babyschwimmen auf die Barrierefunktion der Säuglingshaut aus? Können Pflegeprodukte hier stabilisierend wirken?

Methodik
→ *Randomisierung:* 44 Säuglinge (Alter zwischen 3 und 6 Monaten), die in vier aufeinanderfolgenden Wochen je einmal pro Woche an einem Babyschwimmkurs teilnahmen, wurden randomisiert in zwei Gruppen aufgeteilt:

Gruppe A abtrocknen nach dem Schwimmen
Gruppe B abtrocknen nach dem Schwimmen, anschließendes Eincremen mit einer Babypflegelotion

Kontrollierte Bedingungen: Die Kinder waren jeweils 25 bis 40 Minuten im Wasser.

Messungen: → *TEWL*, → *SCH*, → *pH-Wert* und Hautoberflächenlipide wurden an Stirn, Bauch, Po und Oberschenkel gemessen. Messungen wurden vor Beginn der Studie, über die Dauer der Studie jeweils vor dem Schwimmkurs sowie eine Woche nach dem letzten Kurstermin durchgeführt.

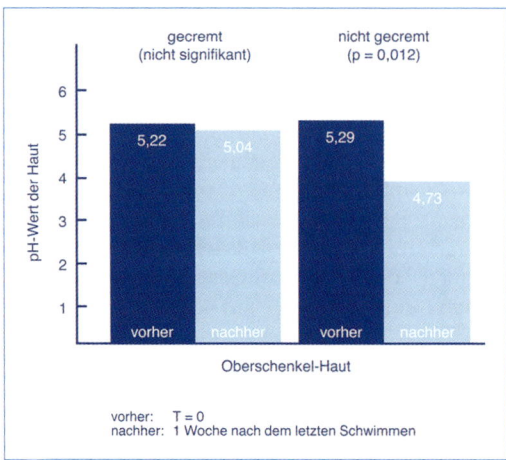

Abb. 3.3   Pflege stabilisiert den → **pH-Wert** der Säuglingshaut.

Ergebnisse

Unter Verwendung einer Feuchtigkeitspflege nach dem Babyschwimmen blieben die relevanten Hautparameter – insbesondere der → **pH-Wert** – weitgehend stabil (Abb. **3.3**).

In einem Nebeneffekt zeigte sich, dass die eingecremten Säuglinge auch weniger an Infekten litten. Zur Überprüfung eines möglichen Zusammenhangs dieser beiden Effekte bedarf es jedoch weiterer Untersuchungen.

Schlussfolgerungen

Babyschwimmen schadet der Säuglingshaut nicht. Das anschließende Eincremen kann die relevanten Hautparameter stabil halten – und unter Umständen sogar verbessern. Die Studie hat erneut die positiven Effekte des Eincremens auf die Hautbarriere von Säuglingen nachgewiesen.

3.2.2   Evidenzbasierte Pflegeempfehlungen für die Feuchtigkeitspflege

Nutzen von Feuchtigkeitspflege.
Speziell für die Pflege der Säuglingshaut entwickelte Feuchtigkeitscremes oder -lotionen können helfen, die Funktion der Hautschutzbarriere zu erhalten oder sogar zu verbessern.
Wissenschaftlicher Hintergrund: Im Rahmen einer Studie zur Auswirkung unterschiedlicher Pflegeregimes auf die Funktion der Hautbarriere zeigte die Haut von Neugeborenen und Säuglingen nach dem Eincremen einen höheren Feuchtigkeitsgehalt (→ **SCH**) und einen geringeren → **transepidermalen Wasserverlust** (→ **TEWL**) als bei Kindern, die nicht eingecremt wurden. Die Babypflegecreme spendete der Haut somit Feuchtigkeit und schützte die natürliche Hautschutzbarriere.

Regelmäßige Feuchtigkeitspflege.
Es wird empfohlen, Säuglinge mindestens zweimal wöchentlich, idealerweise nach dem Baden, einzucremen.
Wissenschaftlicher Hintergrund: Die Verwendung einer speziellen Babypflegecreme zweimal pro Woche verbesserte in einer klinischen Studie an der Hautklinik der Charité – Universitätsmedizin Berlin die → **physiologische** Funktion der Hautschutzbarriere bei Neugeborenen und Säuglingen.

Anwendung der Feuchtigkeitspflege.
Pflegeprodukte sollten dünn aufgetragen werden.
Wissenschaftlicher Hintergrund: Das Ansammeln zu reichhaltig aufgetragener Pflegeprodukte in Hautfalten sollte vermieden werden. Dies könnte zu einem → **okklusiven Effekt** mit möglichem Einfluss auf die Funktion der Hautbarriere führen.

Literatur

1 Blume-Peytavi U, Cork MJ, Faergemann J et al. Bathing and cleansing in newborns from day 1 to first year of life: recommendations from a European round table meeting. J Eur Acad Dermatol Venereol 2009; 23: 751–759
2 Danby SG, Bedwell C, Cork M. Neonatal Skincare and Toxicology, Ch. 5. In: Eichenfield LF, Frieden IJ, Mathes EF, Zaenglein AL, eds. Neonatal and Infant Dermatology, 3rd ed. Philadelphia: Saunders; 2015: 46–56. ISBN 978-1-4557-2638-7

3 Darmstadt GL, Badrawi N, Law PA et al. Topically applied sunflower seed oil prevents invasive bacterial infections in preterm infants in Egypt: a randomized, controlled clinical trial. Pediatr Infect Dis J 2004; 23: 719–725

4 Darmstadt GL, Saha SK, Ahmed AS et al. Effect of skin barrier therapy on neonatal mortality rates in preterm infants in Bangladesh: a randomized, controlled, clinical trial. Pediatrics 2008; 121: 522–529

5 Darmstadt GL, Saha SK, Ahmed AS et al. Effect of topical treatment with skin barrier-enhancing emollients on nosocomial infections in preterm infants in Bangladesh: a randomised controlled trial. Lancet 2005; 365: 1039–1045

6 Denda M. Epidermal proliferative response induced by sodium dodecyl sulphate varies with environmental humidity. Br J Dermatol 2001; 145: 252–257

7 Garcia Bartels N, Rosler S, Martus P et al. Effect of baby swimming and baby lotion on the skin barrier of infants aged 3–6 months. J Dtsch Dermatol Ges 2011; 9: 1018–1025

8 Garcia Bartels N, Scheufele R, Prosch F et al. Effect of standardized skin care regimens on neonatal skin barrier function in different body areas. Pediatr Dermatol 2010; 27: 1–8

9 Iarkowski LE, Tierney NK, Horowitz P. Tolerance of skin care regimen in healthy, full-term neonates. Clin Cosmet Investig Dermatol 2013; 6: 137–144

10 Schurer N, Schliep V, Williams ML. Differential utilization of linoleic and arachidonic acid by cultured human keratinocytes. Skin Pharmacol 1995; 8: 30–40

11 Telofski LS, Morello AP 3rd, Mack Correa MC et al. The infant skin barrier: can we preserve, protect, and enhance the barrier? Dermatol Res Pract 2012; 2012: 198789

12 Tsai TF, Maibach HI. How irritant is water? An overview. Contact Dermatitis 1999; 41: 311–314

13 Uter W, Gefeller O, Schwanitz HJ. An epidemiological study of the influence of season (cold and dry air) on the occurrence of irritant skin changes of the hands. Br J Dermatol 1998; 138: 266–272

14 Willis I. The effects of prolonged water exposure on human skin. J Invest Dermatol 1973; 60: 166–171

3.3   Pflege des Windelbereichs

Auch wenn, statistisch gesehen, nahezu jeder Säugling in seinem ersten Lebensjahr mindestens einmal unter einer → *Windeldermatitis* leidet, ist diese dennoch kein harmloses Leiden. Sie verursacht Schmerzen und kann eine Reihe von Komplikationen nach sich ziehen. Bei der Pflege des Windelbereichs ist daher große Sorgfalt angezeigt.

3.3.1   Wie eine → *Windeldermatitis* entsteht

Zu den → *physiologischen* Besonderheiten der Säuglingshaut gehört, neben der deutlich geringeren Dicke und einer lockereren Struktur, als dies bei Erwachsenenhaut der Fall ist, auch der deutlich schnellere Wasseraustausch. So kann die Haut empfindlicher gegenüber Keimen und Reizstoffen sein, da der Säureschutzmantel noch nicht so ausgeprägt ist wie bei Erwachsenenhaut (vgl. Kap. 2.2).

Untersuchungen zu Struktur und Zusammensetzung der Hautschutzbarriere in verschiedenen Körperzonen haben eine weitere Differenzierung dieser Unterschiede besonders im Windelbereich gezeigt: Der Feuchtigkeitsgehalt des → *Stratum corneum* (→ *SCH*) und der → *pH-Wert* gesunder Säuglingshaut sind hier höher. Dies kann in einem Bereich, der besonderen physikalischen und chemischen Belastungen ausgesetzt ist, zu einer Beeinträchtigung der Barrierefunktion führen. Eine → *Windeldermatitis* ist häufig die Folge (Abb. **3.4**).

3.3.2   Studienlage

Ratschläge und Vorgehensweisen zur Vorbeugung beziehungsweise Therapie von → *Windeldermatitiden* sind zahlreich. Wissenschaftliche Untersuchungen dazu gibt es hingegen wenige. Zwei Studien der vergangenen Jahre werden hier exemplarisch vorgestellt.

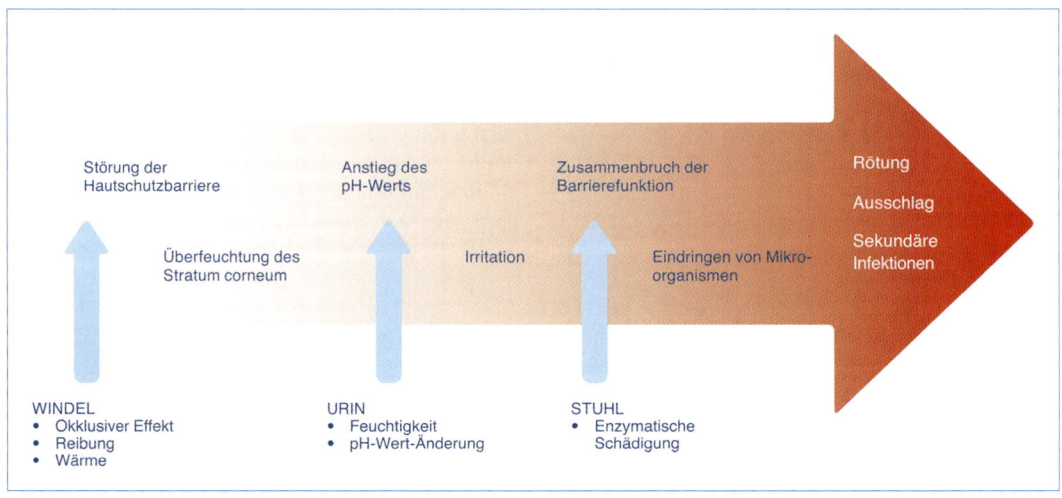

Abb. 3.**4**   Mögliche Faktoren für die Entstehung einer → **Windeldermatitis**.

3.3.2.1 Hautpflege im Windelbereich bei Säuglingen zwischen sieben und elf Monaten

Studie der Klinik für Dermatologie, Allergologie und Venerologie der Charité – Universitätsmedizin Berlin

Fragestellung
Wie wirken unterschiedliche Pflegeregimes auf die → **physiologische** Barrierefunktion der Haut im Windelbereich?

Methodik
→ **Randomisierung:** 83 Säuglinge (Alter 7 bis 11 Monate) wurden randomisiert in drei Gruppen aufgeteilt. In jedem der drei Studienarme wurde über die Dauer von acht Wochen ein anderes Pflegeregime auf den Windelbereich angewendet:

Gruppe A   Reinigung mit Waschlappen und Wasser (= Kontrollgruppe)

Gruppe B   Reinigung mit Waschlappen und Wasser, dann Auftragen einer Wundschutzcreme

Gruppe C   Reinigung mit Feuchttüchern, dann Auftragen einer Wundschutzcreme

Der Windelwechsel wurde in allen Gruppen mindestens 4-mal innerhalb von 24 Stunden durchgeführt.

Kontrollierte Bedingungen: Alle Gruppen wurden gemäß den → **evidenz**basierten Pflegeempfehlungen für Neugeborene zweimal pro Woche mit einem milden Babybadezusatz gebadet und anschließend eingecremt (vgl. Kap. 3.1.1.3). Der Windelbereich wurde dabei ausgespart.

Messungen: Die Schlüsselwerte der Funktion der Hautschutzbarriere – → **TEWL**, → **SCH**, → **pH-Wert** – wurden an Bauch, Oberschenkel und Gesäß gemessen. Messungen wurden an Tag 2, Tag 14 und Tag 28 des Untersuchungszeitraums durchgeführt.

Ergebnisse
- Keines der untersuchten Pflegeregime für die Haut und den Windelbereich hat die Hautschutzbarriere negativ beeinflusst.
- In keiner der drei Gruppen trat vermehrt → **Windeldermatitis** auf. Häufigkeit und Verlauf waren vergleichbar und altersentsprechend.
- In den Gruppen B und C – hier kam Wundschutzcreme zum Einsatz – lagen die reduzierten → **SCH**-Werte signifikant über denen außerhalb der Windelregion. Das bedeutet: Der Feuchtigkeitsgehalt der gesunden Haut im Windelbereich konnte gesenkt werden.

Schlussfolgerungen

Die Charité-Studie hat die unterstützende Wirkung der Hautpflegeregime für Neugeborene erstmals auch für Säuglinge von sieben bis elf Monaten nachgewiesen. Darüber hinaus ist die Haut im Windelbereich besonderen Belastungen ausgesetzt. Sie sollte sorgfältig gepflegt werden, um einer → **Windeldermatitis** bestmöglich vorbeugen zu können.

3.3.2.2 Hautpflege bei Windeldermatitis mit Muttermilch oder Wundschutzcreme

Studie der Department of Pediatric Nursing, Faculty of Nursing, Istanbul University

Fragestellung

Vergleich der Behandlung von → **Windeldermatitis** bei Neugeborenen: Muttermilch oder Wundschutzcreme?

Methodik

→ **Randomisierung:** 63 Neugeborene, die während des Aufenthalts in der Klinik eine → **Windeldermatitis** entwickelten, wurden in zwei Gruppen eingeteilt. In beiden Studienarmen wurde über die Dauer von fünf Tagen eine andere Behandlung des Windelbereichs durchgeführt:

Gruppe A   **Auftragen von Muttermilch auf den betroffenen Bereich**

Gruppe B   **Auftragen von Wundschutzcreme (Inhaltsstoffe unter anderem: 40 Prozent Zinkoxid und Lebertran) auf den betroffenen Bereich**

Der Windelwechsel wurde in beiden Gruppen alle drei Stunden durchgeführt. Die Substanzen wurden jeweils während des Windelwechsels aufgetragen.

Die Gruppen zeigten keine statistisch relevanten Unterschiede weder im Hinblick auf Geschlecht, → **Gestationsalter**, Ernährung, Reinigungsmethode noch auf andere Faktoren.

Messung: Vor der Behandlung wurden Rötung beziehungsweise Schädigung der Haut anhand einer Skala von 0 bis 3 beurteilt:

0 = nicht betroffen
1 = leichtes → **Erythem**
2 = großflächiges → **Erythem**
3 = großflächiges und tiefer reichendes → **Erythem**

Jeweils fünf Tage lang notierten die Untersucher täglich die Veränderungen des Hautzustands. Die abschließende Beurteilung folgte der zu Beginn verwendeten vierstufigen Skala. Die Stufe 0 bezeichnete „vollständige Heilung".

Ergebnisse

- Zwischen den → **Probanden** aus beiden Gruppen, deren Hautzustand zu Studienbeginn mit der Stufe 1 bewertet wurde, zeigten sich keine statistisch signifikanten Unterschiede in der Verbesserung des Hautzustands (Abb. **3.5**).
- Bei jenen Kindern, deren Grad der Rötung zu Beginn auf 2 oder 3 gesetzt war, führte Wundschutzcreme signifikant zu besseren Fortschritten als Muttermilch (Abb. **3.5**).
- Bei reifgeborenen Kindern unter Antibiotikabehandlung sowie bei ausschließlich gestillten Neugeborenen führte die Verwendung von Wundschutzcreme ebenfalls zu signifikant besseren Ergebnissen.

Schlussfolgerungen

Die verwendete Wundschutzcreme mit Zinkoxid und Lebertran wirkte effektiver gegen → **Windeldermatitis** als Muttermilch. Dies gilt besonders für

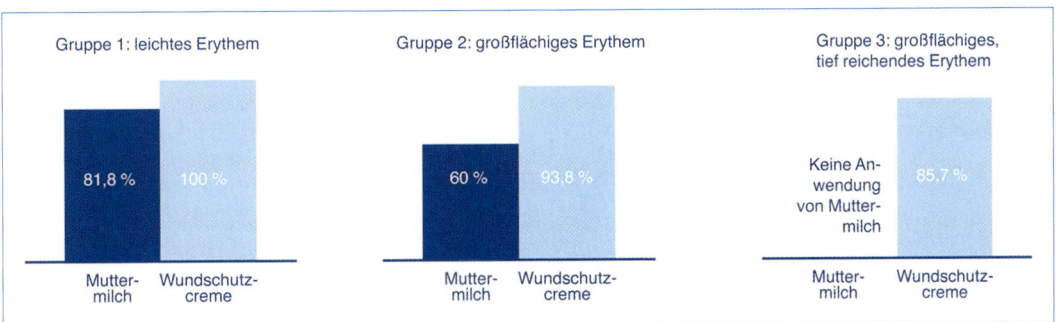

Abb. 3.**5** Verbesserung des Hautzustands nach fünf Tagen.

Neugeborene, deren Windelbereich mittelstark bis stark betroffen ist. Bei nur leicht geröteter Haut sind beide Behandlungsmethoden ähnlich erfolgreich.

3.3.3   → *Evidenz*basierte Empfehlungen für die Pflege des Windelbereichs

Windeln sollten so oft wie nötig gewechselt werden, um sicherzustellen, dass die Haut sauber und trocken gehalten wird.
Wissenschaftlicher Hintergrund: Das Tragen feuchter Materialien (Stoff oder Einwegwindeln) auf der Haut führt zu erhöhter Hautfeuchtigkeit. Diese hat ihrerseits negativen Einfluss auf die Empfindlichkeit der Haut gegenüber Reibung und entsprechender Erosion, ihre Durchlässigkeit und ihre bakterielle Besiedlung. Dies konnte in einem Modellversuch an der Unterarmhaut von Erwachsenen gezeigt werden.

Der Windelbereich sollte sanft gereinigt werden: entweder mit einem Waschlappen beziehungsweise Baumwollwatte und Wasser alleine oder mit einem feuchten Babypflegetuch.
Wissenschaftlicher Hintergrund: In einer Studie der School of Nursing, Midwifery and Social Work an der Universität von Manchester wurde die Reinigung des Windelbereichs mit parfümfreien Babypflegetüchern mit der Reinigung mit Wasser und Baumwollwatte verglichen. Beide Methoden zeigten keine Unterschiede im Einfluss auf die Schlüsselwerte der Funktion der Hautschutzbarriere.

Der Windelbereich sollte gründlich, aber vorsichtig trocken getupft werden. Anschließend sollte das Kind bei Raumtemperatur an der Luft strampeln dürfen.
Wissenschaftlicher Hintergrund: Da Reibung zu Irritationen beziehungsweise Schädigung der Hautschutzbarriere führen kann, sollte die Haut entweder durch sanftes Tupfen mit einem weichen Tuch beziehungsweise Watte oder durch Lufteinwirkung getrocknet werden (kein Föhnen!).

Literatur

1 Adam R, Schnetz B, Mathey P et al. Clinical demonstration of skin mildness and suitability for sensitive infant skin of a new baby wipe. Pediatr Dermatol 2009; 26: 506–513

2 Andersen PH, Bucher AP, Saeed I et al. Faecal enzymes: in vivo human skin irritation. Contact Dermatitis 1994; 30: 152–158

3 Atherton D, Mills K. What can be done to keep babies' skin healthy? RCM Midwives 2004; 7: 288–290

4 AWHONN. Neonatal Skin Care Evidence-Based Clinical Practice Guideline. 3rd ed. Washington DC, USA. 2013. Washington DC, USA, ISBN 978-1-938299-03-2

5 Blume-Peytavi U, Hauser M, Lünnemann L et al. Prevention of Diaper Dermatitis in Infants – a Literature Review. Pediatr Dermatol 2014; 31: 413–429

6 Danby SG, Bedwell C, Cork M. Neonatal Skin Care and Toxicology. In: Eichenfield LF, Frieden IJ, Mathes EF, Zaenglein AL, eds. Neonatal and Infant Dermatology, 3rd ed. Philadelphia: Saunders; 2015: 46–56. ISBN 978-1-4557-2638-7

7 Ehretsmann C, Schaefer P, Adam R. Cutaneous tolerance of baby wipes by infants with atopic dermatitis, and comparison of the mildness of baby wipe and water in infant skin. J Eur Acad Dermatol Venereol 2001; 15 (Suppl 1): 16–21

8 Garcia Bartels N, Massoudy L, Scheufele R et al. Standardized diaper care regimen: a prospective, randomized pilot study on skin barrier function and epidermal IL-1α in newborns. Pediatr Dermatol 2012; 29: 270–276

9 Jackson PD. Diaper dermatitis. Protecting the bottom line. Adv Nurse Pract 2010; 18: 35–36, 38–41

10 Lavender T, Furber C, Campbell M et al. Effect on skin hydration of using baby wipes to clean the napkin area of newborn babies: assessor-blinded randomised controlled equivalence trial. BMC Pediatr 2012; 12: 59

11 Priestley GC, McVittie E, Aldridge RD. Changes in skin pH after the use of baby wipes. Pediatr Dermatol 1996; 13: 14–17

12 Senses DA, Ozturk CE, Yar NE et al. Do baby wet wipes change periurethral aerobic flora? Jpn J Infect Dis 2007; 60: 225–226

13 Shin HT. Diaper dermatitis that does not quit. Dermatol Ther 2005; 18: 124–135

14 Visscher M, Odio M, Taylor T et al. Skin care in the NICU patient: effects of wipes versus cloth and water on stratum corneum integrity. Neonatology 2009; 96: 226–234

15 Zimmerer RE, Lawson KD, Calvert CJ. The effects of wearing diapers on skin. Pediatr Dermatol 1986; 3: 95–101

4   Sonnenschutz

Die Sonne sorgt für Wohlbefinden – sowohl bei Erwachsenen als auch bei Kindern. In Maßen ist die Wirkung des Lichts auch gesund, da sie zahlreiche positive Effekte mit sich bringt, besonders zu erwähnen sei hier die Vitamin-D-Synthese. Eine übermäßige Exposition wird allerdings schnell zum Risiko. Für Säuglinge und Kleinkinder bis zu zwei Jahren gilt dies in besonders hohem Maße, da die Abwehrmechanismen ihrer Haut noch nicht voll entwickelt sind. Sowohl kurz- als auch langfristig sind gravierende Strahlungsschäden möglich. Um dies zu verhindern, ist ein konsequenter Sonnenschutz von Anfang an unerlässlich.

4.1   Das Spektrum der Sonnenstrahlung

Um die Entstehung lichtbedingter Hautschäden zu verstehen, muss man die Strahlung der Sonne betrachten: Es gibt Ultraviolett-(UV-), sichtbares (VIS) und Infrarot-(IR-)Licht. Diese Strahlungsarten setzen sich aus unterschiedlich langen elektromagnetischen Wellen zusammen.

Obwohl der UV-Anteil nur etwa fünf Prozent der Sonnenstrahlung ausmacht, hat er die größten Auswirkungen auf die Haut. Je nach Wellenlänge unterscheidet man UV-A-, UV-B-und UV-C-Strahlung:

- Den Großteil der die Erde erreichenden UV-Strahlung bilden die energiearmen UV-A-Strahlen. Sie durchdringen die → *Epidermis* und erreichen das Bindegewebe in der → *Dermis* (Abb. **4.1**).
- UV-B-Strahlen dringen nur bis in die → *Epidermis* vor, sind aber deutlich energiereicher (Abb. **4.1**).
- Die besonders energiereichen UV-C-Strahlen erreichen die Erdoberfläche aufgrund ihrer Wellenlänge praktisch nicht und stellen somit keine Gefahr für die intakte Haut dar.
- IR-A-Strahlen sind ein prominenter Bestandteil des Sonnenlichts und können nach neuen Erkenntnissen die Hautalterung fördern.

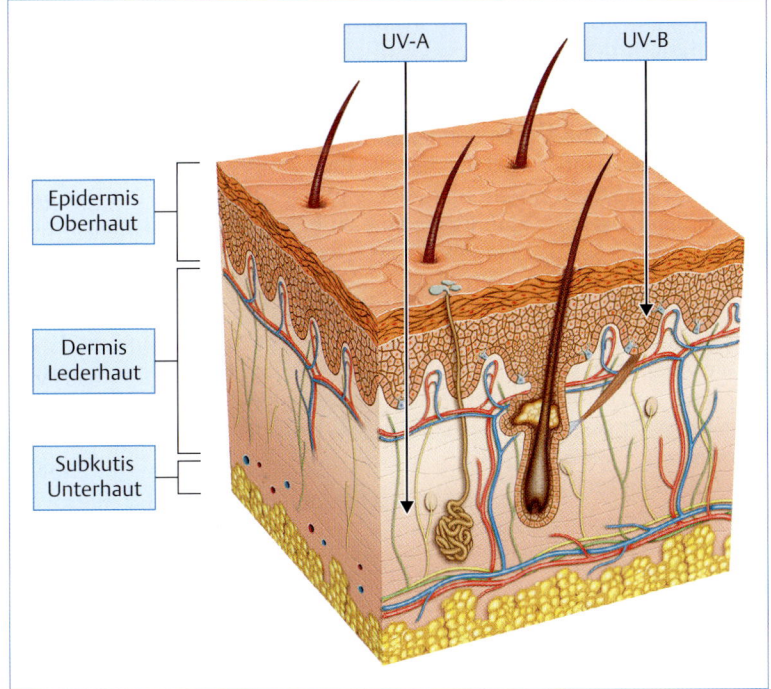

Abb. **4.1**   Eindringtiefe der UV-Strahlung.

4.2   Wie UV-Strahlung auf Säuglingshaut wirkt

Entscheidend für den Eigenschutz der Haut vor der Sonne ist die Produktion von → **Melanin**. Es filtert die Sonnenstrahlen und schützt die DNA im Zellkern vor schädigenden Veränderungen. Der Gehalt von Melanin in der Haut von Säuglingen ist allerdings noch zu gering, um Schutz zu bieten. Hinzu kommt das circa 30 Prozent dünnere → **Stratum corneum**. Eine Streuung und somit Verringerung der Tiefe des Eindringens von UV-Strahlung ist noch nicht möglich. Die Haut von Säuglingen ist daher hochgradig anfällig für akute und, in der Folge, auch langfristige Schäden durch Sonnenstrahlung.

4.3   Aktuelle Erkenntnisse zu lichtbedingten Hautschäden

Es ist wissenschaftlich unbestritten, dass übermäßige UV-Strahlung der Haut kurz- und langfristig schadet. Die meisten negativen Folgen gehen auf UV-B-Strahlen zurück.

4.3.1   Strahlung

UV-A-Strahlen haben zu wenig Energie, um direkte, kurzfristig sichtbare Schäden zu verursachen. Sie schädigen jedoch die elastischen Fasern in der → **Dermis**, was zu vorzeitiger Hautalterung führen kann. Zudem können sie auch für die Entstehung von Sonnenallergien verantwortlich sein und erhöhen nachweislich das Risiko für bestimmte Hautkrebsarten. Im Gegensatz zu UV-B-Strahlen führen UV-A-Strahlen zu einem Abbau von bereits gebildetem Vitamin D.

UV-B-Strahlen tragen mehr Energie als UV-A-Strahlen und zeigen auch deutlichere Auswirkungen: In der Erwachsenenhaut regen sie die Zellteilung an und verursachen so eine Verdickung der Hornschicht (Lichtschwiele), die den natürlichen Lichtschutz der Haut stärkt. Zusätzlich wird die → **Melanin**produktion angeregt – die Haut bräunt und zeigt damit einen weiteren natürlichen Eigenschutz an.
Überschreitet das Maß der Sonneneinstrahlung in Dauer und/oder Intensität diesen Eigenschutz, kommt es zum Sonnenbrand. Dieser kann Schädigungen an der Erbsubstanz der → **Basalzellen** und somit eine Schwächung des hauteigenen Schutz-

mechanismus mit sich bringen. Die Folge ist eine Erhöhung des Risikos, an Hautkrebs zu erkranken.

UV-C-Strahlen erreichen die Haut nur in seltenen Fällen. Sie werden jedoch durch ein intaktes → **Stratum corneum** resorbiert. Da im → **Stratum corneum** keine lebenden Zellen mit Kernen vorhanden sind, besteht kein Risiko für Hautkrebs.

IR-A-Strahlen wirken in tieferen Hautschichten und können dort oxidative Schäden verursachen, die die Hautalterung fördern. Es wird empfohlen, im Rahmen einer Sonnenschutzstrategie auf Produkte mit Antioxidanzien zurückzugreifen.

Der zu erwartende Tageshöchstwert sonnenbrandwirksamer UV-Strahlung wird mit dem UV-Index beschrieben. Je höher der UV-Index ist, desto schneller kann bei ungeschützter Haut ein Sonnenbrand auftreten. Ab einem UV-Index von 3 bis 5 sind für Erwachsene Sonnenschutzmaßnahmen erforderlich. Das Bundesamt für Strahlenschutz informiert auf seiner Website von April bis September tagesaktuell darüber, wie stark die ultraviolette Strahlung in Deutschland ist: www.bfs.de/de/uv. Für Säuglinge und Kinder sind grundsätzlich Sonnenschutzmaßnahmen zu ergreifen.

4.3.2   Schädigung durch Sonnenlicht

Akute Schädigungen durch das Sonnenlicht

Der bekannteste lichtbedingte Hautschaden ist die als Sonnenbrand bekannte akute Lichtdermatose, bei der sich die Haut ähnlich wie bei Verbrennungen und anderen Hitzeschäden entzündet. Grund hierfür ist eine zu hohe UV-B-Strahlenexposition, die eine Gefäßerweiterung verursacht und durch Austritt von Flüssigkeit in das Gewebe bis hin zur Blasenbildung führen kann. In schweren Fällen werden → **Epidermis**zellen zerstört und die Hautoberfläche schält sich ab. Normalerweise erholt sich die Haut innerhalb weniger Tage, doch können dauerhafte Zellschäden zurückbleiben.

Langfristige Schädigungen durch Sonnenlicht

Die Folgen einer übermäßigen UV-Strahlung sind umso gravierender, je häufiger man ihr ausgesetzt ist. So beschleunigen etwa Schäden an den → **Strukturproteinen** der → **Dermis** die Hautalterung. Weit gefährlicher sind jedoch → **DNS-** und Zellschäden.

Sie können sowohl durch UV-A- als auch durch UV-B-Strahlung verursacht werden und führen im schlimmsten Falle zu Hautkrebs.

> **Vorsicht**
>
> Aufgrund der speziellen Hauteigenschaften sind Säuglinge und Kleinkinder von UV-bedingten Schäden besonders betroffen. Sonnenbrände werden generell zeitverzögert sichtbar. Bereits vor Entstehung eines Sonnenbrands ist die Haut geschädigt, weshalb Sonnenbrände unbedingt zu vermeiden sind.
>
> **Bei jedem Sonnenbrand muss sofort ein Arzt konsultiert werden!**

4.4 Empfehlungen für den Sonnenschutz

Wichtigster Risikofaktor für die Entstehung von Hautkrebs ist übermäßige Sonnenbestrahlung. Experten machen insbesondere UV-bedingte Hautschäden, die in der Kindheit und Jugend erworben wurden, für die zunehmenden Hautkrebsfälle verantwortlich. Um umfassend über Früherkennung und Prävention von Hautkrebs informieren zu können, kooperiert die Arbeitsgemeinschaft Dermatologische Prävention (ADP) e.V. seit 1989 mit der Deutschen Krebshilfe e.V. Auf Basis ihrer Empfehlungen haben wir folgenden Überblick über Sonnenschutzmaßnahmen bei Babys und Kleinkindern formuliert:

Empfehlungen für den Sonnenschutz

- Kinder bis zum ersten Lebensjahr niemals der direkten Sonne aussetzen.
- Schon 10 bis 15 Minuten indirekte (Sommer-) Sonneneinstrahlung beugen einem Vitamin-D-Mangel vor. Bei intensivem Sonnenschutz sollte jedoch der Vitamin-D-Spiegel kontrolliert werden und gegebenenfalls eine Substitution in Absprache mit dem Arzt durchgeführt werden. Einen guten Überblick über die Thematik geben die Empfehlungen zur Vitamin-D-Prophylaxe der Ernährungskommission der DGKJ.
- Mittagssonne im Sommer (zwischen 11 und 16 Uhr) unbedingt meiden.
- Sonnenbrand stets vermeiden.
- Sonnenschutzmittel innerhalb des ersten Lebensjahrs nur wenn unvermeidbar anwenden.

- Unbekleidete Hautpartien vor der Sonnenexposition großzügig und gleichmäßig mit Sonnenschutzmitteln mit mindestens Lichtschutzfaktor (LSF) 30 sowie UV-A-Schutz eincremen; Stirn, Nase, Ohren, Lippen, Nacken, Schultern, Hände, Gesäß, Knie und Fußrücken dabei besonders beachten.
- Textiler Sonnenschutz (auch beim Schwimmen) durch dicht gewebte, weite Oberteile mit langen Ärmeln, nicht zu enge Hosen mit langen Beinen, Tücher, Kappen oder Hüte mit Schirm und Nackenschutz sowie durch bequeme Schuhe, die den Fuß vollständig bedecken; alternativ: Tragen spezieller Sonnenschutzbekleidung mit UV-Protektions-Faktor (UPF) 30 oder Prüfsiegel „UV-Standard 801".
- Augenschutz durch Sonnenbrillen mit geschlossenen Seiten sowie Kennzeichnung DIN E 836 sowie Standard „UV-400" zur Verhinderung von Augenentzündungen/-schäden.
- Beim Baden sollte auf wasserfeste Sonnencreme geachtet werden.
- Eincremen alle zwei Stunden sowie nach jedem Baden wiederholen, um den Schutzfilm zu erhalten. Die Dauer der Schutzwirkung wird dadurch jedoch nicht verlängert.

Literatur

1 Bundeszentrale für gesundheitliche Aufklärung (BZgA), www.kindergesundheit-info.de/themen/risiken-vorbeugen/sonnenschutz/

2 www.haut.de/im_fokus/sonnenschutz/Schutzbausteine_15.html

3 http://www.unserehaut.de/de/sonne/Kind--Sonne.php

4 Wabitsch M, Koletzko B, Moß A. Vitamin D-Versorgung im Säuglings-, Kindes- und Jugendalter. Kurzfassung der Stellungnahme der Ernährungskommission der Deutschen Gesellschaft für Kinder- und Jugendmedizin (DGKJ) in Zusammenarbeit mit der Arbeitsgemeinschaft Pädiatrische Endokrinologie (APE). Monatsschr Kinderheilkd 2011; 159: 766–774

5 Umweltbundesamt. Umwelt und Mensch – Informationsdienst. Themenheft UV-Strahlung 02/2012. Berlin: Umweltbundesamt; ISSN 2190-1120

5 Öle in der Säuglingspflege

Öle sind aus der Pflege von Neugeborenen und Säuglingen nicht wegzudenken. Doch welche sind besonders zu empfehlen – pflanzliche Öle oder Paraffinöle? Diese Frage wird schon lange kontrovers diskutiert. Das folgende Kapitel fasst die wichtigsten Fakten zu Eigenschaften und Wirkungen verschiedener Ölvarianten zusammen. Grundsätzlich lässt sich dazu sagen, dass weder für die eine noch die andere Variante pauschale Aussagen getroffen werden können. Spezifische Eigenschaften, Herstellungsverfahren und Qualitäten spielen eine entscheidende Rolle.

5.1 Wie Öle auf die Hautschutzbarriere wirken

Geeignete Pflegeöle können positive Wirkungen auf die Funktion der Hautschutzbarriere entfalten. Denn sie helfen, einen erhöhten → *transepidermalen Wasserverlust* (→ *TEWL*) zu vermeiden und die Feuchtigkeit in den obersten Hautschichten zu halten.

Babypflegeöle unterstützen die noch nicht voll ausgebildete Barrierefunktion der Säuglingshaut. Die Feuchtigkeit der Haut wird bewahrt, ohne ihre Atmung zu blockieren. Dieser sogenannte → *teilokklusive Effekt* ist bei Pflanzen- und Paraffinölen vergleichbar. Beide dringen gleich tief in das → *Stratum corneum* ein. Die Annahme, dass Paraffinöle zu einem vollständigen Abschluss der Haut führen, ist heute wissenschaftlich widerlegt.

Unterschiede in der Wirkung auf die Hautschutzbarriere bestehen in folgenden Punkten:

Pflanzenöle

- werden größtenteils in der Haut → *enzymatisch* in ihre Bestandteile aufgespalten und in die Hautstruktur eingebaut (Abb. **5.1**). Dadurch ziehen sie besser in die Haut ein.
- enthalten zusätzliche Wirkstoffe, die positiv auf die Haut wirken können, wie zum Beispiel entzündungshemmende → *Linolensäure* oder als Radikalfänger wirkendes Vitamin E.

Paraffinöle

- werden nicht wie Pflanzenöle aufgespalten und interagieren nicht mit dem Stoffwechsel der Haut (Abb. **5.1**). Dadurch hält der schützende, das heißt wasserhaltende Effekt länger an.
- enthalten in ihrer reinen Form keine zusätzlichen Inhaltsstoffe. Aufgrund dieser Neutralität sind sie besonders für die Pflege von zu Allergien neigender Haut geeignet.

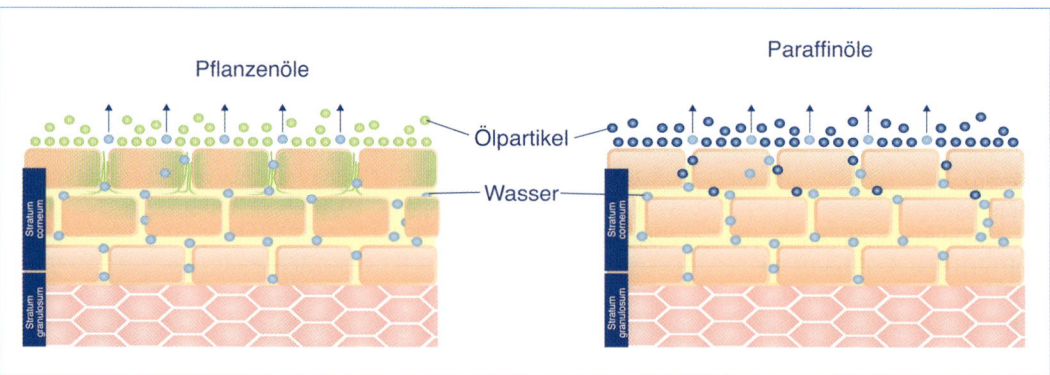

Abb. 5.**1**   Verhalten von Pflanzenölen und Paraffinölen auf der Haut.

5.2   Qualität und Sicherheit: aktuelle Erkenntnisse zu Pflanzen- und Paraffinölen

Wie beurteilen Wissenschaftler die Eignung unterschiedlicher Ölsorten für die Säuglingspflege? Die wichtigste Erkenntnis: Qualität und Sicherheit hängen wesentlich vom Herstellungsverfahren und den spezifischen Eigenschaften des Öls ab.

Grundlage aller Pflanzenöle sind pflanzliche Fettsäuren, die denen der Haut ähneln. Paraffinöle basieren ursprünglich auf Pflanzen und → *Mikroorganismen*, die sich zu Erdöl umgewandelt haben. Daraus ergeben sich Unterschiede in Zusammensetzung, Verarbeitung und Wirkung (Tab. **5.1**).

5.3   Anwendung von Ölen in der Säuglingspflege

Wissenschaftliche Studien haben gezeigt, dass Pflegeöle grundsätzlich für die Pflege von Säuglingshaut geeignet sind. Doch wann ist welches Öl die beste Wahl? Hier einige praktische Empfehlungen für die wichtigsten Anwendungsbereiche.

Trockene Haut

Pflanzen- und Paraffinöle erhöhen die Wasserspeicherung in den oberen Hautschichten und senken den → *transepidermalen Wasserverlust*. Gleichzeitig schützen Öle die Säuglingshaut vor äußeren Einflüssen und unterstützen ihre Regeneration. Sie stärken somit die Hautschutzbarriere.

Differenzierung und Empfehlungen: Bei Paraffinölen hält der Schutzeffekt länger an. Unter den Pflanzenölen sind solche mit mehrfach ungesättigten Fettsäuren zu empfehlen: → *Linolensäure* beispielsweise kann Entzündungen hemmen und die Barrierefunktion stärken.

Empfindliche/zu Allergien neigende Haut

Differenzierung und Empfehlungen: Einige Pflanzenöle sind wegen ihres Allergiepotenzials nicht zu empfehlen, zum Beispiel Erdnuss- und Sesamöl. Auch Pflanzenöle, die nicht lichtgeschützt, kühl und verschlossen gelagert wurden, oder Speiseöle sollten nicht verwendet werden. Außerdem sind raffinierte Öle, die weitgehend von (allergenen) Begleitstoffen befreit wurden, kaltgepressten vorzuziehen.

Da Paraffinöle kein allergenes Potenzial aufweisen, sind sie uneingeschränkt anwendbar.

Kopfgneis (seborrhoische Dermatitis)

Kopfgneis lässt sich mit Ölen schonend entfernen.

Differenzierung und Empfehlungen: Pflanzen- und Paraffinöle sind hier gleichermaßen gut geeignet. Am besten Babypflegöl über Nacht einwirken lassen und am nächsten Morgen mit einem Babyshampoo gründlich auswaschen. Kopfgneis nicht mechanisch entfernen, da das Abzupfen der Krusten zu Entzündungen führen kann.

Reinigung

Babypflegeöle sind zur Reinigung des Windelbereichs gut geeignet, weil sie schonend wasserunlösliche Rückstände entfernen. Die → *teilokklusive* Wirkung des Öls auf der Haut hilft, Austrocknung zu vermeiden.

Differenzierung und Empfehlungen: Pflanzenöle wirken zusätzlich rückfettend, während die hautschützende Wirkung bei Paraffinölen länger anhält. Bevor eine Creme zur möglichen Prophylaxe aufgetragen wird, sollte das Öl mit einem Tuch abgetupft werden.

Bad

Im Badewasser gehen Öle keine Verbindung mit Wasser ein, sondern schwimmen an der Oberfläche. Daher kann die Haut des Säuglings „glitschig" werden. Auch haben Öle allein im Wasser keine reinigende Wirkung. Es sollten nur geringe Mengen in das Wasser gegeben werden. Spezielle → *hydrophile* Babybadeöle mit hohem Spreitfaktor oder -zusätze mit milden Reinigungsstoffen sind zu bevorzugen.

Massage

Eine sanfte Massage mit Ölen kann entspannen, beruhigen und die Eltern-Kind-Bindung fördern.

Differenzierung und Empfehlungen: Pflanzenöle ziehen besser in die Haut ein als Paraffinöle. Sie haben zusätzlichen Wirkcharakter. Für die Säuglingsmassage sollten nur speziell für die Säuglingspflege ausgewiesene Öle verwendet werden. Speiseöle sind nicht geeignet, da diese reizende Bestandteile enthalten können. Paraffinöle eignen sich besonders für empfindliche und zu Allergien neigende Säuglingshaut.

Tabelle 5.**1** Eigenschaften von Pflanzenölen und Paraffinölen.

Pflanzenöle	Paraffinöle
Ursprung: pflanzliche Bestandteile	**Ursprung:** Pflanzen und Organismen, die auf natürliche Art zu Erdöl umgewandelt wurden.
Herstellungsverfahren: meist (Kalt-)Pressung, Extraktion mit Lösungsmitteln oder Raffination	**Herstellungsverfahren:** meist Destillation oder Raffination
Qualität: schwankend je nach Herkunftsort, Klima, Erntezeitpunkt und Herstellungsverfahren	**Qualität:** gleichbleibend, unterliegen keinen natürlichen Schwankungen
Reinheit und Sicherheit: ● bei Kaltpressung: höherer Gehalt an wertvollen Begleitstoffen wie Vitamin E, können aber auch Pestizidspuren oder Geruchsstoffe enthalten ● bei Raffination: weniger naturbelassen, dafür reiner ● bei hohem Gehalt an Ölsäure, zum Beispiel in Olivenöl: können schon in geringen Mengen die Hautbarriere angreifen	**Reinheit und Sicherheit:** ● frei von allergenem Potenzial ● Weißöle (Paraffinum Liquidum) sind hoch gereinigt, farb- und geruchslos ● gehören zu den sichersten Stoffen in der Kosmetik ● enthalten keine Ölsäure und greifen somit die Hautbarriere nicht an
Haltbarkeit: ● steigt, je weniger ungesättigte Fettsäuren enthalten sind ● „Ranzigwerden" kann durch stabilisierende oder antioxidative Zusatzstoffe wie Vitamin E verzögert werden	**Haltbarkeit:** ● sehr lang ● hohe Stabilität gegenüber Luftsauerstoff, Wasser oder → *Mikroorganismen* ● keine Konservierungsstoffe notwendig
Eignung für die Säuglingspflege: ● nur spezielle, für Säuglingshaut ausgewiesene Öle verwenden	**Eignung für die Säuglingspflege:** ● auch bei zu Allergien neigender Haut einsetzbar

Hautschutz

Öle können die Haut durch ihre Fähigkeit schützen, wasserlösliche Stoffe abzuweisen, zum Beispiel Urin im Windelbereich. Hinzukommt der → *teilokklusive*, vor Wasserverlust schützende → *Effekt*.

Differenzierung und Empfehlungen: Bei der Verwendung von Pflanzenölen können Fettsäuren und mögliche zusätzliche Inhaltsstoffe wie → *Phytosterine* und → *Carotinoide* die Hautschutzbarriere stärken.

5.4 Evidenzbasierte Empfehlungen für die Anwendung von Ölen in der Säuglingspflege

Bei leichter, zeitweiliger Hauttrockenheit können speziell für die Bedürfnisse von Säuglingshaut entwickelte Pflegeöle dünn auf die Haut aufgetragen werden.

Wissenschaftlicher Hintergrund: Öle von pharmazeutischer Qualität, sowohl pflanzlicher als auch mineralischer Herkunft, helfen, Feuchtigkeit in der Haut zu speichern, und unterstützen so die Barrierefunktion der Haut.

Haushaltsöle sollten bei der Pflege von Säuglingen nicht verwendet werden.

Wissenschaftlicher Hintergrund: Haushaltsöle können für die Hautpflege unerwünschte Bestandteile enthalten und ihre Eigenschaften z.B. unter Lichteinfluss verändern. Sie unterliegen weder den Vorgaben der Kosmetikverordnung noch der des Deutschen Arzneibuchs.

Pflanzenöle mit hohem Ölsäureanteil (zum Beispiel einige Olivenölsorten) können sogar einen schädigenden Einfluss auf die Hautbarriere ausüben.

Literatur

1 Carpenter P, Richards K. Olive versus mineral oil. Community Pract 2011; 84: 40–42

2 Chen J, Sadakata M, Ishida M et al. Baby massage ameliorates neonatal jaundice in full-term newborn infants. Tohoku J Exp Med 2011; 223: 97–102

3 Danby SG, Al Enezi T, Sultan A et al. Effect of olive and sunflower seed oil on the adult skin barrier: implications for neonatal skin care. Pediatr Dermatol 2013; 30: 42–50

4 Field T, Cullen C, Largie S et al. Lavender bath oil reduces stress and crying and enhances sleep in very young infants. Early Hum Dev 2008; 84: 399–401

5 Kulkarni A, Kaushik JS, Gupta P et al. Massage and touch therapy in neonates: the current evidence. Indian Pediatr 2010; 47: 771–776

6 Patzelt A, Lademann J, Richter H, Darvin M, Schanzer S, Thiede G, Sterry W, Vergou T, Hauser M. In vivo investigations on the penetration of various oils and their influence on the skin barrier. Skin Res Technol 2012; 18: 364–369

7 Rawlings AV, Lombard KJ. A review on the extensive skin benefits of mineral oil. Int J Cosmet Sci 2012; 34: 511–518

8 Serrano MS, Doren FM, Wilson L. Teaching Chilean mothers to massage their full-term infants: effects on maternal breast-feeding and infant weight gain at age 2 and 4 months. J Perinat Neonatal Nurs 2010; 24: 172–181

9 Stamatas, GN et al. Lipid uptake and skin occlusion following topical application of oils on adult and infant skin. J Derm Sci 2008; 50: 135–142

10 Walker P. Olive oil versus medicinal grade mineral oil for baby massage. Community Pract 2010; 83: 20; author reply

6 Inhaltsstoffe

*Immer wieder wird über Inhaltsstoffe in kosmetischen Produkten diskutiert. Häufig kommt es hierbei auf die persönliche Perspektive an, ob eher pflanzliche oder synthetische Stoffe bevorzugt werden. Auf jeden Fall sollte genauer hingesehen werden, sobald es um die Vermeidung allergener Stoffe geht. Die Inhaltsstoffangaben auf Produktverpackungen orientieren sich an der → **Internationalen Nomenklatur für kosmetische Inhaltsstoffe (INCI)**. Dies ist eine internationale Richtlinie, die insbesondere Allergikern eine Hilfestellung bei der Identifikation von für sie bedenklichen Stoffen geben soll. Bei der Erläuterung der folgenden Inhalts- und Hilfsstoffe haben wir Beispiele von gängigen Stoffen mit ihrer INCI-Bezeichnung aufgeführt.*
Kosmetika enthalten unter anderem Grundstoffe und Hilfsstoffe. Diese sorgen zum Beispiel für optimale Konsistenz oder Haltbarkeit. Wir erklären die gängigsten Stoffgruppen und beispielhafte Inhaltsstoffe innerhalb dieser Gruppen.

6.1 Spezielle/besondere Inhaltsstoffe

Calendula

Die Blüten der Calendula officinalis (Ringelblume) enthalten unter anderem ätherische Öle, → **Carotinoide** und Flavonoide. Calendula-Extrakt hat beruhigende Eigenschaften. Calendula ist häufig in Pflegeprodukten für trockene und rissige Haut oder auch in Sonnenschutzcreme enthalten.
Vorsicht: Bei besonders empfindlicher Säuglingshaut kann Calendula Kontaktekzeme auslösen.

→ **INCI**-*Bezeichnung:* Calendula Officinalis

Kamille

Die Kamille enthält unter anderem Bisabolol, welches als hautberuhigend gilt. Der Inhaltsstoff der echten Kamille (Chamomilla recutita), die am häufigsten in der Kosmetik eingesetzt wird, zeichnet sich durch seine hohe Milde und Verträglichkeit aus.
Reinigungs-, Pflege- und Sonnenschutzprodukte enthalten oft Kamille. Auch für Haarpflegemittel oder entspannende Bade- und Massageöle wird der Inhaltsstoff eingesetzt. In sehr seltenen Fällen kann die Anwendung von Kamille zu Allergien führen (Schleimhautschwellungen und Kontaktekzem).

→ **INCI**-*Bezeichnung:* Chamomilla Recutita

Zink

Zink ist ein unentbehrliches Spurenelement für den menschlichen Stoffwechsel. In Babypflegeprodukten kommt es meist als Zink-Sauerstoff-Verbindung (Zinkoxid) vor. Der Inhaltsstoff hilft, schädigende Einwirkungen auf die Haut durch äußere Einflüsse zu vermeiden und reizbare Haut zu beruhigen. Er wirkt antiseptisch. Zinkoxidhaltige Cremes werden häufig als Schutzcreme im Windelbereich verwendet.

→ **INCI**-*Bezeichnung:* Zinc Oxide

Panthenol

Panthenol (meist Dexpanthenol) ist ein, in der Regel, synthetischer Inhaltsstoff, der im Körper zu dem Vitamin Pantothensäure umgewandelt wird. Dexpanthenol beruhigt die Haut und unterstützt die Bildung neuer Hautzellen. Der Inhaltsstoff lindert durch Hauttrockenheit bedingten Juckreiz und erhöht sowie stabilisiert den hauteigenen natürlichen Feuchtigkeitshaushalt. Aufgrund seiner beruhigenden Wirkung wird Panthenol häufig in Wundschutzcremes für den sensiblen Windelbereich verwendet.

→ **INCI**-*Bezeichnung:* Panthenol

6.2   Grundstoffe

Öle

Die Gruppe der Öle teilt sich in Pflanzen- und Mineral- beziehungsweise Paraffinöle auf: Beide helfen, Feuchtigkeit länger in der Haut zu speichern, und beugen so erhöhtem Wasserverlust vor. Eingesetzt werden sie in der Hautpflege und Massage sowie als Zusatzstoffe in Lotionen und Cremes oder auch zur Reinigung, wie zum Beispiel im Windelbereich.

Sowohl Paraffin- als auch Pflanzenöle ziehen nur in die obersten Hautzellschichten des → *Stratum corneum* ein und wirken dort → *teilokklusiv*, das heißt, sie können den Feuchtigkeitsverlust der Haut reduzieren und gleichzeitig die Haut „atmen" lassen. Sie verstopfen die Hautporen also nicht.

Pflanzenöle werden aus Samen, Blüten oder Blättern gewonnen. Sie besitzen zum Teil Inhaltsstoffe, welche die Hautschutzbarriere stärken können. So enthält Nachtkerzenöl Gamma-→ *Linolensäure*, eine Fettsäure, die, in die Lipidmembranen eingebaut, der Haut hilft, ihren Feuchtigkeitsgehalt zu regulieren. Auch Mandelöl ist reich an ungesättigten Fettsäuren sowie an Vitamin E. Es gilt als reizlindernd und feuchtigkeitsspendend, kann aber Allergien auslösen.

Paraffinöle (auch Mineralöle genannt) basieren im ursprünglichen Sinne auf Pflanzen und Meeresorganismen. In komplexen Verfahren werden hoch gereinigte, schadstofffreie, farb- und geruchlose Paraffine gewonnen. Sie sind frei von allergenen Stoffen, etwa Proteinen, und daher sehr verträglich.

Haushaltsöle, etwa Oliven- oder Sonnenblumenöl, eignen sich nicht für die Babypflege, da sie eine undefinierte, schwankende Qualität besitzen und nicht dermatologisch geprüft sind.

→ *INCI-Bezeichnungen (Beispiele):* Simmondsia Chinensis Oil (Jojobaöl), Glycine Soja Oil (Sojaöl), Helianthus Annuus Seed Oil (Sonnenblumenöl), Prunus Amygdalus Dulcis Oil (Mandelöl), Oenothera Biennis Oil (Nachtkerzenöl), Olea Europaea Oil (Olivenöl), Paraffinum Liquidum (Paraffinöl), Elaeis Guineensis Oil (Palmöl)

Ölkomponenten (Emollients)

Ölkomponenten erfüllen den Zweck, ähnlich wie reine Öle, Feuchtigkeit in der Haut zu halten und eine Emulsion reichhaltiger zu gestalten, das heißt, den Pflegeeffekt zu erhöhen.

Dazu gehören beispielsweise → *Lipide*, Fettalkohole, Fettsäuren und deren Ester (Mono-, Di-, Triglyceride), Phospholipide, Wachse, Silikone.

→ *INCI-Bezeichnungen (Beispiele):* Cetyl Alcohol, Ethylhexyl Stearate, Squalan, Dimethicone, Cyclopentasiloxane, Isopropyl Palmitate, C12-15 Alkyl Benzoate, Lanolin

Feuchthaltemittel (Humectants)

Feuchthaltemittel speichern Wasser in der Haut beziehungsweise helfen, Feuchtigkeit auf der Haut zu halten.

→ *INCI-Bezeichnungen (Beispiele):* Glycerin, Urea (Harnstoff), Sorbitol, Propylene Glycol (Propylenglykol), Lactic Acid (Milchsäure)

Grenzflächenaktive Substanzen

Grenzflächenaktive Substanzen setzen die Oberflächenspannung einer Flüssigkeit herab und ermöglichen so die Durchmischung von Substanzen. Je nach Zusammensetzung und Anwendung bezeichnet man sie auch als Tenside oder → *Emulgatoren*.

Tenside

Unter Tensiden versteht man waschaktive Substanzen. Sie sind notwendig, um die Haut von fettlöslichen Substanzen zu reinigen, was mit Wasser alleine nur schwer möglich wäre.

→ *INCI-Bezeichnungen (Beispiele):* Coco Glucoside, Glyceryl Oleate, Cocamidopropyl Betaine, Sodium Lauroamphoacetate, Sodium Laureth Sulfate.

Emulgatoren

→ *Emulgatoren* sind die wahrscheinlich größte und vielseitigste Stoffgruppe in der Kosmetik. Durch die Herabsetzung der Oberflächenspannung ermöglichen sie die Verbindung zweier nicht mischbarer Flüssigkeiten zu einer Emulsion (Öl und Wasser). In der Kosmetik sind sie unerlässlich, um Fett- und Wasserphase für Lotionen und Cremes zu mischen. Mit ihrer Hilfe werden sowohl Öl-in-Wasser- (höherer Wasseranteil) als auch Wasser-in-Öl-Emulsionen (höherer Fettanteil) hergestellt (Abb. **6.1**). Eine Öl-in-Wasser-Emulsion, kurz O/W, zieht rasch in die Haut ein, hinterlässt kaum einen Fettfilm und ist mit Wasser leicht zu entfernen. Produkte mit dieser Emulsionsform werden meist zur Pflege normaler Haut eingesetzt.

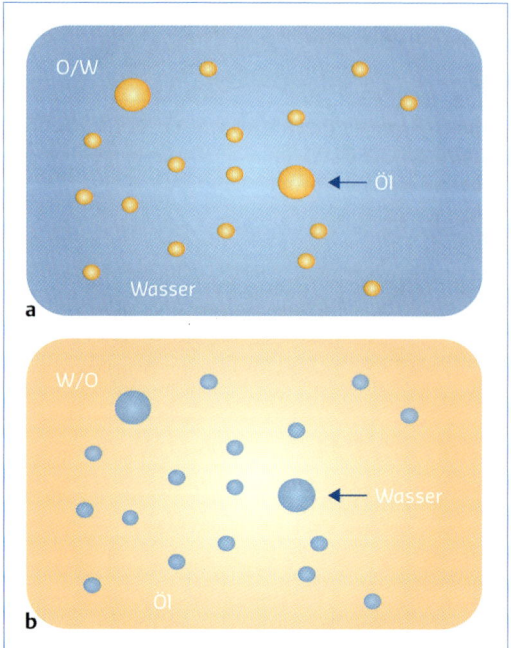

Abb. 6.1   Emulsionsarten. **a** Öl in Wasser (O/W). **b** Wasser in Öl (W/O).

Eine Wasser-in-Öl-Emulsion, kurz W/O, hinterlässt einen leichten Fettfilm. Wasser perlt von der eingecremten Haut ab. Produkte mit dieser Emulsionsform werden meist zur Pflege trockener Haut eingesetzt. Die Gruppe der → *Emulgatoren* ist in mehrere Klassen unterteilt: Unter anderem gibt es Zuckeremulgatoren, PEG-Emulgatoren, Fettalkohole, Silikonemulgatoren, Polyglycerin-Emulgatoren.

→ *INCI-Bezeichnungen (Beispiele):* Hydrogenated Castor Oil, Polyglyceryl-4 Isostearate, Lecithin, Hydrogenated Palm Glycerides, Potassium Cetyl Phosphate, Polysorbate 20

Sheabutter

Sheabutter, aus den Nüssen des afrikanischen Sheabaums gewonnen, besitzt eine hohe rückfettende Wirkung. Sie enthält wasserunlösliche Stoffe wie Vitamin E, die dafür sorgen, dass die Haut die Fettsäuren der Sheabutter gut aufnimmt und weich und geschmeidig bleibt.

Sheabutter ist aufgrund ihrer streichfähigen Konsistenz Grundlage vieler Cremes und Lotionen. Sie eignet sich besonders zur Pflege trockener, empfindlicher und reizbarer Haut.

→ *INCI-Bezeichnung:* Butyrospermum Parkii Butter

Galenik
Je nach Darreichungsform von Pflegeprodukten sind die Fett- bzw. Wasserphasen von Emulsionen unterschiedlich gewichtet:
Salbe: Gemisch aus überwiegend Fettstoffen und geringem Wasseranteil
Creme: Gemisch aus Fett- und Wasserphasen mit höherem Fettanteil
Lotion: Gemisch aus Fett- und höherem Wasseranteil

Wollfett

Das Wollfett (Wollwachs/Lanolin) wird aus der Wolle von Schafen gewonnen und anschließend gereinigt. Das wachsartige Fett kann bis zum Dreifachen seines Gewichts an Wasser binden und ist den körpereigenen Hautfetten ähnlich.

Hochreines Lanolin ist sehr gut verträglich und pflegt die Haut geschmeidig, ohne sie auszutrocknen. Lanolin ist als Grundlage für Salben geschätzt, weil es ihnen eine geschmeidige Konsistenz verleiht.

Vorsicht: Lanolin kann, je nach Reinheitsgrad, geringe Spuren von Lanolinalkohol enthalten, der Allergien auslösen kann.

→ *INCI-Bezeichnung:* Lanolin

6.3   Hilfsstoffe

Konservierungsmittel

Konservierungsmittel werden in der Regel benötigt, sobald ein Produkt Wasser enthält. In diesem können sich → *Mikroorganismen* vermehren. Die Kontamination eines Hautpflegeprodukts durch solche → *Mikroorganismen*, wie etwa Bakterien, Hefe- oder Schimmelpilze, kann zu einer gesundheitlichen Gefährdung des Benutzers führen. Deshalb sind Konservierungsmittel unverzichtbar für die Produktsicherheit. Sie verhindern sowohl Eindringen als auch Vermehrung von → *Mikroorganismen* in einem Produkt, von der Herstellung über die Lagerung bis hin zur Verwendung.

Die Gruppe der Konservierungsstoffe ist in mehrere Klassen unterteilt: Unter anderen gibt es halogenorganische Verbindungen, Parabene, Formaldehydabspalter, organische Säuren. Im Gegensatz zu Parabenen, Sodium Benzoate und Potassium Sorbate können sowohl halogenorganische Verbindungen (diese enthalten Chlor oder Jod) als auch Formaldehydabspalter und Phenoxyethanol häufiger Kontaktsensibilisierungen bewirken.

→ *INCI-Bezeichnungen (Beispiele):* Phenoxyethanol, Methylparaben, Ethylparaben, Sodium Benzoate, Potassium Sorbate

Duftstoffe

Duftstoffe dienen sowohl in der Tier- als auch in der Pflanzenwelt zur Kommunikation. Zudem sind sie beim Menschen stark mit Erinnerungen verbunden. Bei Säuglingspflegeprodukten wirken sie positiv in Verbindung mit Pflegeritualen zur Vertiefung der Eltern-Kind-Bindung und Stärkung der sensorischen Wahrnehmung. Angenehme Gerüche ziehen an, unangenehme stoßen ab. So werden Kosmetikprodukte häufig mit Düften aufgewertet. Auch lässt sich mit Duftstoffen der manchmal unangenehme Eigengeruch einer Rezeptur ausgleichen. Hierzu können sowohl synthetische als auch natürliche Duftstoffe (zum Beispiel ätherische Öle) eingesetzt werden. Meist werden Duftstoffe kombiniert und in der Inhaltsstoffangabe als „Parfum" zusammengefasst. Über diesen Sammelbegriff wird häufig diskutiert, weil solche Zusammensetzungen mitunter Duftstoffe enthalten, die Allergien auslösen können. Seit 2005 müssen daher die 26 gängigsten allergieverdächtigen Duftstoffe nach Europäischer Kosmetikverordnung in der Inhaltsstoffangabe separat aufgelistet werden.

→ *INCI-Bezeichnungen (Beispiele):* Parfum, zu den gängigsten allergieverdächtigen Duftstoffen gehören zum Beispiel: Geraniol, Linalool, Citral, Benzyl Alcohol, Isoeugenol

Antioxidanzien

Antioxidanzien werden eingesetzt, um zu verhindern, dass im Produkt enthaltene Öle oder Fette vorzeitig oxidieren und somit ranzig werden.

→ *INCI-Bezeichnungen (Beispiele):* Tocopherol (Vitamin E), Ascorbyl Palmitate, Tocopheryl Acetate, BHT

Weitere Hilfsstoffe

Für die pH-Justierung: Zitronensäure, Milchsäure, Natriumhydroxid.

→ *INCI-Bezeichnungen (Beispiele):* Citric Acid, Lactic Acid, Sodium Hydroxide

Für die Viskositätseinstellung: Salze, Cellulosen, Polymere

→ *INCI-Bezeichnungen (Beispiele):* Sodium Chloride, Hydroxyethyl Cellulose, Carbomer, PEG-150 Distearate, Hydroxypropyl Starch Phosphate

6.4 Empfehlungen zur Beschaffenheit von Reinigungs- und Pflegeprodukten für die Säuglingshautpflege

Die Vielfalt der erhältlichen Babypflegeprodukte und ihre unterschiedliche Ausprägung und Zusammensetzung machen ein näheres Eingehen auf einzelne Produkteigenschaften in dieser Broschüre nahezu unmöglich. Auch gibt es für unterschiedliche Konsistenzen, wie Gel, Lotion, Milch, Creme usw., keine eindeutig festgelegten differenzierenden Standards. Jedoch gibt es einige Grundaussagen, die auf alle Babypflegeprodukte zutreffen.

Die Formulierung von Reinigungs- und Pflegeprodukten sollte einen → *pH-Wert* der Haut um 5,5 erhalten.

Die Formulierung von Reinigungs- und Pflegeprodukten sollte weder die Flora normaler Haut beeinflussen noch die Entwicklung der Säuglingshaut stören.

Formulierungen sollten keine Irritationen der Säuglingshaut oder der Augen verursachen.

Literatur

1 Ananthapadmanabhan KP, Moore DJ, Subramanyan K et al. Cleansing without compromise: the impact of cleansers on the skin barrier and the technology of mild cleansing. Dermatol Ther 2004; 17 (Suppl 1): 16–25
2 Danby SG, Bedwell C, Cork M. Neonatal Skin Care and Toxicology. In: Eichenfield LF, Frieden IJ, Mathes EF, Zaenglein AL, eds. Neonatal and Infant Dermatology, 3rd ed. Philadelphia: Saunders; 2015: 46–56. ISBN 978-1-4557-2638-7
3 Danby SG, Cork M. The Skin Barrier in Atopic Dermatitis, Ch. 27. In: Irvine A, Hoeger P, Yan A, eds. Harper's Textbook of Pediatric Dermatology. Vol. 1, 3rd ed. Chichester, UK: Wiley-Blackwell Publishing Ltd.; 2011. ISBN 978-1-4051-7695-8

Glossar

Anatomie
Beschreibende Lehre vom Aufbau der Organismen.

Basalmembran
Verbindet → *Epithel- mit Bindegewebe.*

Basalzelle
→ *Keratinozyt* des → *Stratum basale* beziehungsweise Reservezelle, die abgestorbene → Epithelzellen regeneriert und in tiefen Zellschichten von → Epithelien oder in Nähe der → Basalmembran zu finden ist.

Carotinoide
Sammelbegriff für eine mindestens 800 verschiedene Carotinoide umfassende Klasse natürlicher, → *lipophiler Farbstoffe*, die eine gelbe bis rötliche Färbung bewirken.

Dermis
Auch Lederhaut, ist eine → *kollagenfaserreiche*, bindegewebige Hautschicht, die die → Epidermis mit der → *Subkutis* verbindet. Ihre → *Elastinfasern* sorgen zusätzlich für Anpassungsfähigkeit. Außerdem befinden sich in der Dermis Blutgefäße, Haarfollikel, Nerven, Talg-, Schweißdrüsen sowie Sinnesrezeptoren, sodass sie für die Verankerung und Ernährung der gefäßfreien → *Epidermis* sorgen kann.

DNS
Desoxyribonukleinsäure ist der in allen Lebewesen und bestimmten Virentypen vorkommende Träger der Erbinformationen. Ihr genetischer Code dient unter anderem der Produktion von Proteinen, die wiederum damit für die biologische Entwicklung eines Lebewesens und den Zellstoffwechsel verantwortlich sind.

Doppelblindstudie
Im Gegensatz zur einfach → verblindeten Studie wissen in der Doppelblindstudie weder die → Probanden noch die Untersuchenden, wer der Experimental- und wer der Kontrollgruppe angehört.

Elastinfaser
Eine dehnbare Faser, die aus den Proteinpolymeren Elastin und Fibrillin besteht. Elastische Fasern bilden dreidimensionale Netzwerke und ihr Durch-messer liegt zwischen 0,2 und 5 Mikrometern. Durch Dehnung können sie sich um 120 bis 150 Prozent verlängern und danach in ihre Ausgangslage zurückkehren. Ihre Reißfestigkeit liegt bei etwa 300 N/cm². Die größte Elastizität haben sie bei normaler Körpertemperatur; unter 20 Grad Celsius verändern sie ihre Struktur und werden zerbrechlich. Mit zunehmendem Alter nimmt ihre Elastizität ebenfalls ab, was unter anderem zur Hauterschlaffung führen kann.

Empirie
Eine Erkenntnis, die nicht auf der Ableitung von bestehenden Regeln aufbaut, sondern auf erfahrungs-basierten Fakten beruht. Die Datenerhebung erfolgt systematisch im Labor oder im Rahmen der Feldforschung. Empirisch erhobene Daten differenzieren sich vom erfahrungsbasierten Alltagswissen durch methodisches Vorgehen, → *Objektivität* und Wiederholbarkeit.

Emulgator
Dient der Vermengung und Stabilisierung von Gemischen aus zwei nicht miteinander mischbaren Phasen (Öl und Wasser).

Enzym
Mit Ausnahme von katalytisch aktiver Ribonukleinsäure in Zellen gebildetes Protein, das mit der Steuerung biochemischer Reaktionen wie der Verdauung und in der Genetik wichtige Funktionen im Stoffwechsel von Organismen übernimmt. Von den über 10 000 natürlich vorkommenden Enzymen sind Tausende im menschlichen Körper zu finden.

Enzymatisch
Stoffwechselreaktionen, die nur unter Mithilfe von → *Enzymen* ablaufen, bezeichnet man als enzymatisch.

Epidermis
Auch Oberhaut, ist die oberste, gefäß- und nervenfreie Hautschicht. In der Regel misst die Epidermis zwischen 0,03 und 0,05 Millimeter, kann jedoch an den Handinnenflächen und Fußsohlen mehrere Millimeter dick werden. Die Epidermis besteht zu über 90 Prozent aus → *Keratinozyten* und kann als

verhornende → *Epithelschicht* bezeichnet werden. Durch ihren dichten Zellenverbund übernimmt sie eine Barrierefunktion gegenüber Umwelteinflüssen und ist auch für → *Mikroorganismen* nicht überwindbar. Die einzelnen Epidermisschichten sind → *Stratum basale*, → *Stratum spinosum*, → *Stratum granulosum*, → *Stratum lucidum* und → *Stratum corneum*.

Epithel
Sammelbezeichnung für Deck- und Drüsengewebe.

Erythem
Durch gesteigerte lokale Durchblutung des Hautgewebes erkennbare Rötung der Haut, die sich vorübergehend durch Druck entfärben lässt. Größe, Farbintensität und Dynamik können variieren. Erytheme können sowohl unter normalen Umständen auftreten sowie Symptom einer Erkrankung, Entzündung oder Infektion sein.

Evidenz
Im medizinischen (nicht im philosophischen) Sinne. Abgeleitet vom englischen „evidence" (= Beweis, Beleg). Beschreibt Informationen aus wissenschaftlichen Studien, die einen Sachverhalt erhärten oder widerlegen.

Gestationsalter
Auch Schwangerschaftsdauer oder Tragzeit, bezeichnet den Zeitraum vom ersten Tag der letzten Regelblutung der Mutter bis zur Geburt des Kindes und damit den Zeitraum einer normalen Schwangerschaft. So dient das Gestationsalter zur Bestimmung des errechneten Geburtstermins und kann als Bezugsgröße für die physische Entwicklung eines Säuglings herangezogen werden.
Das normale Gestationsalter liegt bei 280 ± 10 Tagen.

Gitterfaser
→ *Retikuläre Faser*

Hydrophil
Bedeutet wasserliebend und bezeichnet einen Stoff, der in starker Wechselwirkung mit Wasser steht. Hydrophile Stoffe sind oft wasserlöslich; diese Eigenschaft ist jedoch nicht zwingend gegeben, weshalb die beiden Begriffe nicht gleichzusetzen sind.

INCI – Internationale Nomenklatur für kosmetische Inhaltsstoffe
Internationale Richtlinie zur korrekten Ausweisung der Inhaltsstoffe von Kosmetika, deren Angabe nach dem INCI-System seit 1997 in der Europäischen Union gesetzlich verpflichtend ist. Sie dient vor allem Allergikern dazu, Produkte auf bedenkliche Inhaltsstoffe zu überprüfen. Allerdings entsprechen die Bezeichnungen nach dem INCI-System nur selten den oft komplizierten Namen der chemischen Verbindungen.

Keratin
Hornsubstanz aus einer Gruppe faserbildender, wasserunlöslicher → *Strukturproteine*, die Zellen Stabilität und Festigkeit verleihen und beim Menschen sowohl in der → **Epidermis** als auch in Haaren und Nägeln vorkommen.

Keratinisierung
Auch Verhornung, bezeichnet den Vorgang der Umwandlung von Keratinozyten in → *Korneozyten*. Dementsprechend ist die Keratinisierung auch die Grundlage für die Bildung des → *Stratum corneum*.

Keratinozyten
Auch Stachelzellen, sind mit einem Anteil von über 90 Prozent der häufigste Zelltyp der menschlichen → **Epidermis** und dort für die → *Keratinproduktion* verantwortlich. Keratinozyten entstehen im → *Stratum basale* und durchlaufen anschließend verschiedene Entwicklungsstadien, bis sie nach etwa vier Wochen im → *Stratum corneum* eine Schicht aus → *Korneozyten* bilden. Dadurch spielen sie eine wichtige Rolle bei der Immunabwehr, Entzündungsprozessen, in der Wundheilung und beim UV-Schutz.

Kollagen
→ *Strukturprotein*, das mit über 30 Prozent Anteil an der Gesamtmasse des menschlichen Körpers das am häufigsten vorkommende Eiweiß darstellt und damit ein wesentlicher Bestandteil des Bindegewebes und der Haut ist. Kollagen zeichnet sich durch seine enorme Zugfestigkeit aus und ist dadurch bedingt kaum dehnbar. So sorgt es beispielsweise für die Reißfestigkeit von Bändern und Sehnen. Außerdem ist Kollagen der Hauptstoff für die Herstellung von Gelatine. Insgesamt sind 28 verschiedene Kollagentypen bekannt.

Korium
→ *Dermis*

Korneodesmosom
Besteht aus → *hydrophilen Proteinen*, die als molekulare Verbindungsstellen zwischen → *Korneozyten* im → *Stratum corneum* für Stabilität sorgen.

Korneozyten
Auch Hornzellen, bezeichnen abgestorbene → *Keratinozyten*. Korneozyten übernehmen im → *Stratum corneum* eine wichtige Barrierefunktion, indem sie die Haut einerseits vor übermäßigem → *transepidermalem Wasserverlust* und andererseits vor dem Eindringen schädlicher Substanzen aus der Umwelt schützen.

Laktat
Salz der Milchsäure, das aus Glukose entsteht und als Stoffwechselprodukt eine wichtige Rolle im Energiehaushalt spielt. Laktat entsteht, wenn während einer Anstrengungsphase der über die Atmung aufgenommene Sauerstoff nicht ausreicht, um den im Muskel benötigten Energiebedarf zur Muskelkontraktion zu decken. Durch einen Anstieg des Laktatwerts im Blut sinkt der → *pH-Wert* des Blutes. Der Abbau des Laktats erfolgt in der Leber und im Herzen. Die Bestimmung der Blutlaktatkonzentration dient außerdem der Beurteilung der Ausdauerleistungsfähigkeit. Darüber hinaus kann Laktat Indikator für Infektionen, Verletzungen, Erkrankungen sein.

Linolensäure
Reine Linolensäure ist eine wasserunlösliche, dreifach ungesättigte Fettsäure mit 18 Kohlenstoffatomen, die zu den Omega-3-Fettsäuren gehört und in vielen pflanzlichen Ölen wie beispielsweise in Oliven-, Soja-, Sonnenblumen- oder Nachtkerzenöl vorkommt. Bei Zimmertemperatur ohne Lufteinfluss ist sie eine ölige, farb- und geruchlose Flüssigkeit; ihr Schmelzpunkt liegt bei minus 11 Grad Celsius, ihr Siedepunkt bei 233 Grad Celsius. Unter Lufteinfluss oxidiert sie bei gelblicher Färbung leicht bis zur Verharzung und Trocknung. Im Körper übernimmt sie eine wichtige Funktion als Nährstoff und bei der Bekämpfung von Entzündungsprozessen.

Lipide
Sammelbezeichnung für wasserunlösliche, organische Substanzen aus pflanzlichen oder tierischen Geweben, das heißt die Gesamtheit der Fette und fettähnlichen Substanzen. Sie umfasst Fettsäuren, fette Öle, Phospho- und Sphingolipide, Isoprenoide, Wachse sowie Fette. Dabei können einige Lipide im menschlichen Körper während des Fettstoffwechsels selbstgebildet werden, andere müssen mit der Nahrung aufgenommen werden. Lipide übernehmen zahlreiche Funktionen im menschlichen Körper: Sie dienen als Energiespeicher und Kälteschutz, Signalmoleküle, Träger von Geschmacks- und Aromastoffen, sie lösen → *lipophile Vitamine* (A, D, E und K), schützen wichtige Organe durch einen Fettmantel und stellen Strukturbausteine der Zellmembranen dar.

Lipid, epidermales
Auch interzelluläres Lipid, entsteht aus Zwischenprodukten des Stoffwechsels zwischen → *Stratum granulosum* und → *Stratum corneum* und wird anschließend zwischen den → *Korneozyten* angelagert. Epidermale Lipide sind zentrale Bestandteile der Barrierefunktion der Haut und unterstützen den Zusammenhalt der → *Korneozyten*. Außerdem machen sie die Haut undurchlässig gegenüber Wasser, → *Mikroben* und chemischen Substanzen.

Lipophil
Substanzen, die sich gut in Fetten und Ölen lösen lassen oder selbst Fette und Öle lösen können, bezeichnet man als lipophil. Beispiele hierfür sind Erd- und Pflanzenöle.

Melanin
Ist ein Pigment mit rötlichem, braunem oder schwarzem Farbton, das eine Färbung von Haut, Haaren und Augen bewirkt. Beim Menschen gibt es zwei Varianten: Eumelanin bewirkt eine braunschwärzliche, Phäomelanin eine hellere, gelblichrötliche Färbung. In Haut und Haaren finden sich oft Mischformen aus Eumelanin und Phäomelanin, deren Verhältnis mitbestimmend für den Hauttyp eines Menschen ist. UV-B-Strahlung regt die Melaninbildung an, sodass davon auszugehen ist, dass dieses als Schutz vor UV-Strahlung dient. Genetische Veranlagung und Schäden an der Erbsubstanz können die Melaninproduktion beeinflussen. Bei einer Blockade erscheinen Haut und Haare äußerst hell und Augen sind blaugrau bis blau und können sogar rötlich wirken. Man spricht in diesem Fall von

Albinismus. Bei einer Überproduktion sind in der Haut vermehrt braune Flecken wie Leberflecken, Muttermale oder Sommersprossen zu finden, die bösartig werden können.

Mikroben
→ *Mikroorganismen*

Mikroorganismen
Bezeichnet mikroskopisch kleine Lebewesen wie beispielsweise Bakterien oder Pilze. Die überwiegende Anzahl der Mikroorganismen sind Einzeller. Mikroorganismen waren vor etwa 3,8 Milliarden Jahren die ersten Organismen auf der Erde und bilden heute mit 70 Prozent den größten Anteil lebender Materie auf der Erde, obwohl von geschätzten zwei bis drei Milliarden Spezies bisher noch nicht einmal 0,5 Prozent entdeckt wurden. Mikroorganismen tragen dazu bei, die Erde für alle anderen Lebewesen bewohnbar zu halten, und erzeugen mindestens die Hälfte des Sauerstoffs auf der Erde. Bei gesunden Menschen befinden sich Mikroorganismen in Darm, Mund und Nase sowie auf der Haut. Dabei gibt es auf und im Körper mit einer Billiarde Mikroorganismen etwa zehn- bis hundertmal mehr Mikroorganismen als Zellen, aus denen ein Mensch besteht. Das bedeutet, dass etwa zwei Kilogramm des menschlichen Gewichts auf Mikroorganismen zurückzuführen sind. Die individuelle Besiedlungsgeschichte beginnt bereits während der Geburt und steht unter Einfluss von Genen und Umgebung. Auf und im Körper bilden sich so zahlreiche unterschiedliche Stämme von Mikroorganismen. Einige dieser Mikroorganismen sind für die Ernährung von Bedeutung, andere Erreger von Infektionskrankheiten. Deshalb unterscheidet man sie auch in krankheitserregende und nicht krankheitserregende Mikroorganismen. Die meisten Mikroorganismen sind jedoch ungefährlich und werden aus verschiedenen Gründen als nützlich angesehen.

Mikrobiom
Bezeichnet den Lebensraum, beispielsweise Darm, Haut, Nase, Rachen und Vagina, von → *Mikroorganismen*. Mikrobiome sind damit Teil des menschlichen Stoffwechselsystems, sodass bei Gleichgewichtsverschiebungen in der Besiedlung Erkrankungen entstehen können.

Natural Moisturizing Factor
Auch natürliche Feuchtigkeitsbinder, kurz NMF, bezeichnet eine Gruppe von Substanzen wie beispielsweise Milchsäure, Harnstoff und -säure in der Oberfläche der → *Epidermis*, die aufgrund ihrer chemischen Zusammensetzung in der Lage sind, Wasser zu binden.

Objektivität
Bezeichnet die Beobachterübereinstimmung, bei der unabhängig vom Untersuchenden dasselbe Ergebnis erzielt wird. Gemeinsam mit der → *Reliabilität* und der → *Validität* bildet die Objektivität drei wichtige Gütekriterien für empirische Untersuchungen.

Okklusion
Abdeckung der Haut, die den Austausch von Luft und Wasser unterbindet. Aufgrund angestauter Feuchtigkeit quillt das → *Stratum corneum* auf und wird durchlässig. Dieser an sich nicht wünschenswerte Zustand kann zu therapeutischen Zwecken genutzt werden, um zum Beispiel bei der → *topischen* Anwendung pharmazeutischer Wirkstoffe diese in die Haut zu transportieren. Eine Okklusion kann zum Beispiel durch Auftragen dicker Salbenschichten erzielt werden. Eine Teilokklusion wie durch das Auftragen von Cremes, Lotionen und Ölen ist gewünscht, um den Wasserverlust der Haut (→ *TEWL*) zu reduzieren und die Feuchtigkeit in der Haut zu halten.

Okklusiver Effekt
→ *Okklusion*

Perkutan
Auch transdermal oder transkutan, bedeutet „durch die Haut" und bezeichnet in der Regel die Wirkrichtung von Medikamenten, kann sich aber auch auf den Weg von Schadstoffen und Chemikalien durch die Haut beziehen. Dringen Krankheitserreger oder Parasiten durch die Haut ein, besteht die Gefahr perkutaner Infektionen.

Phagozyt
Auch Fresszelle, kann außerhalb der Zelle befindliche, feste Partikel aufnehmen und verdauen.

pH-Wert

Dient als Maß für den sauren oder basischen Charakter einer wässrigen Lösung und definiert die Wasserstoffionen-Konzentration. Ein pH-Wert von 7 ist neutral, Werte darunter gelten als sauer, während höhere Werte als basisch bezeichnet werden. Allgemein besitzt die gesunde Hautoberfläche einen leicht sauren pH, der jeweilige pH der Haut ist jedoch abhängig von der Lokalisation. Als physiologischen pH-Wert bezeichnet man den Wert, der an der Oberfläche des Unterarms eines gesunden, erwachsenen, weißen Mannes gemessen wird und der etwa zwischen 5,4 und 5,9 liegt. Der saure pH-Wert der Haut schützt diese vor Krankheitserregern, jedoch gibt es in der Achselhöhle, im Genitoanalbereich, zwischen den Zehen und Fingern und an der Fußsohle → *physiologische Lücken* des Säuremantels, an denen pH-Werte zwischen 6 und 7 gemessen werden.

Physiologie

Lehre von physikalischen und biochemischen Vorgängen in den Zellen, Geweben und Organen aller Lebewesen.

Physiologisch

Bedeutet natürlich beziehungsweise den normalen Lebensvorgängen entsprechend, sodass die normalen Abläufe und Körperfunktionen des menschlichen Organismus als physiologische Vorgänge bezeichnet werden können. Abweichende, krankhafte, bei gesunden Menschen nicht auftretende oder unerwünschte Lebensvorgänge werden als unphysiologisch oder pathologisch bezeichnet.

Phytosterine

Sammelbezeichnung für eine Gruppe von in Pflanzen vorkommenden, chemischen Verbindungen aus der Klasse der Sterine. Wie das Cholesterin in der Zellmembran von Mensch und Tier übernehmen die Phytosterine eine strukturelle Funktion in der Zellmembran von Pflanzen. Dabei kommen sie hauptsächlich in fettreichen Pflanzenteilen, besonders in Sonnenblumensamen, Weizenkeimen, Sesam- und Sojabohnen sowie Kürbiskernen, vor. Allerdings verlieren diese bei der Raffination von Öl einen hohen Teil ihres Gehalts, weshalb native, unbehandelte Öle und Fette besonders wertvoll sind. Phytosterine haben insgesamt eine cholesterinsenkende Wirkung, gleichzeitig haben sie allerdings negative Effekte auf die Gefäßgesundheit.

Proband

Als Probanden werden Personen bezeichnet, die sich im Rahmen einer Studie einer Untersuchung unterziehen. Im Gegensatz zum Patienten sind Probanden gesund, wenn sie an einer klinischen Studie teilnehmen.

Proliferation

Bezeichnet die von Hormonen und wachstumsfördernden Proteinen gesteuerte Neubildung respektive Vermehrung eines Gewebes wie etwa bei Entzündungen oder nach Verletzungen. In der Basalzellschicht der Haut kommt es zur Neubildung von → *Keratinozyten*, die bei Säuglingen schneller erfolgt als bei Erwachsenen (Proliferationsrate).

Proliferationsrate

→ *Proliferation*

Randomisierung

→ *Probanden* werden innerhalb einer Studie per Zufall einer Experimental- oder Kontrollgruppe zugeordnet. Die einander gegenübergestellten Gruppen sollten hinsichtlich Gesundheitszustand, Alter, Geschlecht oder sonstiger individueller Bedingungen möglichst ähnlich sein. Durch die Randomisierung lassen sich eventuelle Störgrößen gleichmäßig verteilen, was eine größere statistische Sicherheit gewährleistet.

Reliabilität

Die Reliabilität gibt an, ob das Ergebnis einer Messung oder Untersuchung stabil ist. Das bedeutet, dass bei der Wiederholung des Versuchs unter denselben Umständen dasselbe Ergebnis zu erwarten wäre. Gemeinsam mit der → *Validität* und der → *Objektivität* bildet die Reliabilität drei wichtige Gütekriterien für empirische Untersuchungen.

Retikuläre Faser

Auch → *Gitterfaser*, ist eine feine, netzartig angeordnete Faser aus dünnen → *Kollagen*bündeln mit einem Durchmesser von 0,2 bis einem Mikrometer. Retikuläre Fasern sind leicht bieg- und dehnbar und sorgen im Gewebe für Festigkeit und Elastizität. Sie sind Bestandteil des retikulären Bindegewebes und befinden sich so beispielsweise in der → *Basalmembran*.

Rezeptoren

Sind in der Regel Proteine, die Signalmoleküle binden und dadurch auf bestimmte Reize reagieren können. Als Reaktion werden Signalprozesse an andere Zellen oder Rezeptoren weitergeleitet.

Sebum

Wird in den Talgdrüsen der → *Dermis* produziert und auch als Hauttalg oder Talg bezeichnet.

Stratum basale

Auch Basalzell- oder Keimschicht, ist die innerste Zellschicht der → *Epidermis*, die durch eine → *Basalmembran* von der darunter liegenden → *Dermis* getrennt ist. Im Stratum basale befinden sich spezielle Sinnesrezeptoren sowie die pigmentbildenden Melanozyten. Außerdem findet im Stratum basale die Zellteilung der → *Keratinozyten* statt. Während eine der dabei entstehenden Zellen auf dem Weg an die Oberfläche verhornt und als → *Korneozyt* Teil der obersten Schicht des → *Stratum corneum* wird, verbleibt die andere Zelle im Stratum basale und teilt sich erneut. Demzufolge dienen die Prozesse im Stratum basale der Regeneration der Haut.

Stratum corneum

Auch Horn(zell)schicht, ist die aus → *Korneozyten* bestehende äußerste Schicht der → *Epidermis*. Das → *Keratin* der → *Korneozyten* sowie die diesen zwischengelagerten → *Lipide* sind essenzielle Bestandteile der Hautschutzbarriere. In der Regel ist diese Schicht etwa 0,02 bis 0,5 Millimeter dick. Ihre tatsächliche Dicke ist jedoch abhängig von der mechanischen Beanspruchung der Haut: So ist sie beispielsweise an Hand- und Fußsohlen gleich mehrere Millimeter stark.

Stratum Corneum Hydration (SCH)

Bezeichnet den Wasseranteil im → *Stratum corneum*. Eine ausreichende Hydratation erschwert das Eindringen von hydrophoben Stoffen in die Haut und ist Voraussetzung für die Aufrechterhaltung der → *physiologischen Struktur* und Barrierefunktion des → *Stratum corneum*.

Stratum granulosum

Auch Körner(zell)schicht, befindet sich zwischen → *Stratum spinosum* und → *Stratum lucidum* respektive → *Stratum corneum*. Im Stratum granulosum beginnt die Umwandlung der → *Keratinozyten* in → *Korneozyten*, indem das Zellinnere → *keratinisiert* und andere Zellorganellen verloren gehen.

Stratum lucidum

Auch Glanzschicht, kommt ausgeprägt nur an Leistenhaut von Händen und Füßen vor und übernimmt dort ebenso wie das → *Stratum corneum* eine Barrierefunktion.

Stratum spinosum

Auch Stachelzellschicht, zwischen → *Stratum basale* und → *Stratum granulosum* gelegene Schicht der → *Epidermis*, in der der als → *Keratinisierung* bezeichnete Verhornungsprozess eingeleitet wird und in der sich Abwehrzellen befinden.

Strukturproteine

Sind an der Faserbildung beteiligt und fungieren als Gerüststoffe in Geweben oder Zellen von Lebewesen. Zu den Strukturproteinen gehören auch → *Elastin*, → *Keratin* und → *Kollagen*.

Subkutangewebe

→ *Subkutis*

Subkutis

Auch Unterhaut, bezeichnet die untere Schicht der Haut, die aus lockerem Binde- und Fettgewebe besteht. Die Verteilung des Fettgewebes, das mehrere Zentimeter dick sein kann, ist geschlechts- und ernährungsabhängig. Die Subkutis enthält Blutgefäße sowie Nerven- und → *Kollagenfasern*. Letztere verbinden die oberen Hautschichten mit den darunter liegenden Strukturen wie beispielsweise der Knochenhaut. Darüber hinaus sorgt die Subkutis für die Sauerstoffversorgung und die Ernährung der Haut. Ebenso enthält sie Sinnesrezeptoren und dient der Isolation. Ihrer Funktion als Energiespeicher kommt sie durch die Mobilisierung von Fettreserven nach. Eine weitere Aufgabe der Subkutis ist es, Druck aufzufangen und gleichmäßig zu verteilen.

Teilokklusiv

Teilokklusion hilft, den Feuchtigkeitsgehalt der Haut zu regulieren und Austrocknung zu verhindern. Anders als bei einer vollständigen → *Okklusion* findet ein Wasser- und Luftaustausch weiterhin statt.

Topisch

Bedeutet lokal, örtlich und in der Medizin auf eine bestimmte Stelle des Körpers beschränkt. Den Einsatz von medizinischen Wirkstoffen dort, wo sie therapeutisch wirken sollen, bezeichnet man als topische Anwendung. Lokaltherapien werden hauptsächlich in der Frauen-, Augen- und Hals-Nasen-Ohren-Heilkunde und vor allem in der Dermatologie eingesetzt, wo topische Produkte wie Salben, Cremes, Lotionen oder Pasten direkt auf die befallenen Hautpartien aufgetragen werden. Der Vorteil einer solchen Anwendung ist, dass sie nur dort erfolgt, wo Bedarf besteht, während die umliegenden Hautareale geschont werden können, um Nebenwirkungen zu vermeiden. An Händen, Füßen und auf der Kopfhaut kombiniert man die lokale Anwendung der Wirkstoffe oft mit → **Okklusion**, durch die eine Verstärkung der Wirkstoffpenetration durch das → **Stratum corneum** erreicht wird.

Transepidermaler Wasserverlust (TEWL)
Kurz TEWL, bezeichnet den kontinuierlichen Verlust von im → **Stratum corneum** und in der → **Epidermis** gespeichertem Wasser an die Umgebung, der auf den Konzentrationsunterschied zwischen → **Stratum corneum** und Umgebungsluft zurückzuführen ist. Der TEWL definiert sich über den Wasserverlust in Gramm pro Quadratmeter Haut pro Stunde. Der Grad des TEWL ist dabei abhängig vom Zustand des → **Stratum corneum**.

Validität
Bezeichnet die Wertigkeit einer wissenschaftlichen Untersuchung oder Theorie. Sie gibt an, inwieweit eine Methodik dazu geeignet ist, tatsächlich das zu beweisen, was sie beweisen soll, oder ob ein Instrument das misst, was es messen soll. Gemeinsam mit der → **Reliabilität** und der → **Objektivität** bildet die Validität drei wichtige Gütekriterien für empirische Untersuchungen.

Verblindung
In einer verblindeten Studie erfahren die Studienteilnehmer nicht, ob sie eine wirksame Substanz oder lediglich ein Placebo erhalten. Verblindung dient dazu, eine unbewusste Einflussnahme der → **Probanden** auf das Ergebnis auszuschließen. Diese kann alternativ auch auf die Untersuchenden oder die Datenerheber angewendet werden. Um höchstmögliche → **Objektivität** zu erlangen, kann eine Studie in mehreren Stufen verblindet werden -> Doppelblindstudie.

Windeldermatitis
Auch Windelausschlag, bezeichnet ein im Windelbereich bei Neugeborenen und Säuglingen auftretendes, unscharf begrenztes → **Erythem**, das von eventuell nässenden → **Pusteln** begleitet wird. Gelegentlich kann sich dieses auch auf die Innenseite der Oberschenkel, den Rücken und den Unterbauch ausbreiten. Eine Windeldermatitis entsteht → **okklusionsbedingt** durch wiederholten Kontakt der Haut mit Urin oder Stuhl in luft- und wasserundurchlässigen Windeln und dem damit verbundenen Aufweichen des → **Stratum corneum**. Außerdem können auch Durchfallerkrankungen sowie eine Nahrungsumstellung auf fruchtsäurehaltige Nahrungsmittel eine primäre Windeldermatitis auslösen. Windeldermatitiden gehören zu den häufigsten Hauterkrankungen des Säuglingsalters: Etwa zwei Drittel aller Neugeborenen und Säuglinge, vor allem solche zwischen dem neunten und zwölften Lebensmonat, sind mindestens einmal von ihnen betroffen. Darüber hinaus können auch Menschen, die bedingt durch eine Stuhl- oder Harninkontinenz eine Schutzhose tragen, eine Windeldermatitis entwickeln.

Sachverzeichnis